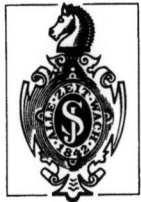

E. Alexandridis

Die Pupille

Physiologie – Untersuchung – Pathologie

Mit 36 Abbildungen

Springer-Verlag
Berlin Heidelberg New York 1982

Professor Dr. med. EVANGELOS ALEXANDRIDIS
Ärztlicher Direktor der Abteilung für klinische experimentelle
Ophthalmologie der Universitäts-Augenklinik,
Bergheimer Straße 20, D-6900 Heidelberg

ISBN 978-3-662-00497-5   ISBN 978-3-662-00496-8 (eBook)
DOI 10.1007/978-3-662-00496-8

CIP-Kurztitelaufnahme der Deutschen Bibliothek
Alexandridis, Evangelos:
Die Pupille: Physiologie – Unters. – Pathologie / E. Alexandridis. –
Berlin ; Heidelberg ; New York : Springer, 1982.
ISBN 978-3-662-00497-5

Das Werk ist urheberrechtlich geschützt. Die dadurch begründeten Rechte, insbesondere die der Übersetzung, des Nachdruckes, der Entnahme von Abbildungen, der Funksendung, der Wiedergabe auf photomechanischem oder ähnlichem Wege und der Speicherung in Datenverarbeitungsanlagen bleiben, auch bei nur auszugsweiser Verwertung, vorbehalten. Die Vergütungsansprüche des § 54, Abs. 2 UrhG werden durch die „Verwertungsgesellschaft Wort", München, wahrgenommen.

© by Springer-Verlag Berlin Heidelberg 1982
Softcover reprint of the hardcover 1st edition 1982

Die Wiedergabe von Gebrauchsnamen, Handelsnamen, Warenbezeichnungen usw. in diesem Werk berechtigt auch ohne besondere Kennzeichnung nicht zu der Annahme, daß solche Namen im Sinne der Warenzeichen- und Markenschutz-Gesetzgebung als frei zu betrachten wären und daher von jedermann benutzt werden dürften.

Gesamtherstellung: Konrad Triltsch, Graphischer Betrieb, D-8700 Würzburg
2122/3130-543210

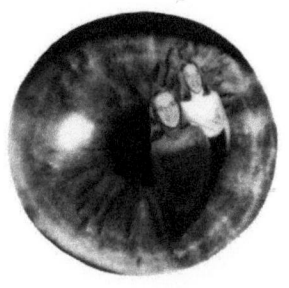

τοῖν κόραιν

Pupillis meis dedicatus

Vorwort

Die Anregung, das vorliegende kleine Buch über die Pupille zu verfassen, gab mir der wiederholte Wunsch von Kollegen, die am Pupillenkurs der Essener Fortbildungstagung für Augenärzte teilnehmen, ein Kompendium über die Pupillenstörungen zu haben. Nicht zuletzt deswegen habe ich während der ganzen Arbeit versucht, mich nach diesem Bedürfnis der praktizierenden Kollegen zu orientieren.

Die „Pupille" ist in erster Linie als Leitfaden zur Differentialdiagnose bei verschiedenen Pupillenstörungen für den Augenarzt und Nervenarzt in der Ausbildung und in der Praxis gedacht.

Sicherlich wird manches dem Augenarzt als überflüssig, weil elementar, erscheinen; es ist für den Nervenarzt gedacht. Und umgekehrt wird es dem Nervenarzt wahrscheinlich genau so ergehen, wofür ich Verständnis voraussetze.

Der Teil über die Physiologie der Pupille im 1. Kapitel, insbesondere über ihre Abhängigkeit von der Netzhaut-Sinnesfunktion, ist eine Zusammenfassung eigener früherer Arbeiten und einer Monographie, die 1971 erschienen ist. Die ersten 2 Kapitel des Buches, die teilweise sehr knapp gefaßt worden sind, sollen nicht nur dem Kliniker, sondern auch dem speziell an der Pupille interessierten physiologisch-experimentell tätigen Kollegen als Anfangshinweis dienen. Mit dem Abschnitt über Pupillenverhalten bei Intoxikationen im 3. Kapitel, der die Pathologie der Pupille behandelt, sollen auch andere Fachdisziplinen angesprochen werden.

Heidelberg   E. ALEXANDRIDIS

Inhaltsverzeichnis

Kapitel 1   Die normale Pupille

A. Anatomische Vorbemerkungen zur Pupille   3
    I. Anatomie der Irismuskulatur   3
    II. Efferente Pupillenbahnen   4
    III. Afferente Bahn der Pupillenlichtreflexe   6
    IV. Kortiko-prätektale Verbindungen?   7
    V. Supranukleäre Bahn für den Naheinstellungsreflex
       (Synkinese der Pupille)   7

B. Pupillenweite   9
    I. Variationen der Pupillenweite   9
    II. Die „scheinbare" Pupillenweite (Eintrittspupille)   10

C. Pharmakologische Beeinflussung der Pupille 11
    Lokal applizierte pupillenwirksame Mittel 11
       1. Adrenergika 11
       2. Antiadrenergika 12
       3. Cholinergika 13
       4. Anticholinergika 14

D. Reflexveränderungen der Pupille 15
    I. Pupillenunruhe (Pupillenoszillationen) 15
    II. Pupille in Abhängigkeit vom Lichteinfall 16
       1. Einstellung der Pupillenweite bei Dauerlicht:
          Tonischer Pupillenreflex 16
       2. Abhängigkeit der Sehschärfe von der Pupillen-
          weite 17
       3. Einstellung der Pupillenweite nach Verdunke-
          lung 18
       4. Pupillenlichtreflexe auf kurzdauernde Einzel-
          belichtung: Phasischer Pupillenreflex 18
    III. Akkommodations-Konvergenz-Synkinese 20
    IV. Pupille im Schlaf 20

V. Psychosensorische Reflexerweiterung der Pupille . 21
VI. Reizung des Vestibularapparates 21
VII. Orbikularisphänomen 21
VIII. Trigeminusreflex. 22

Kapitel 2 Untersuchung der Pupille

A. Methoden und Geräte zur Untersuchung der Pupille . . 25
    I. Methoden der direkten Beobachtung 25
        1. Bestimmung der Pupillenweite 25
        2. Prüfung des phasischen Pupillenlichtreflexes . . 26
    II. Entoptische Methoden 26
    III. Methoden mit photographischem Registrierungsprinzip 27
    IV. Der Infrarot-Reflexpupillograph: Heidelberger Pupillograph 28
    V. Elektronische Abtastung des Auges (Fernsehprinzip) 29
    VI. Das Pupillogramm 30
        Quantitative Auswertung des Pupillogramms . . . 31
B. Objektive Prüfung der Netzhautfunktion mit Hilfe der Pupillenlichtreflexe 32
    I. Untersuchung der physiologischen Netzhautfunktion 32
    II. Untersuchung der pathologischen Netzhautfunktion 33
    III. Objektive Perimetrie 33

Kapitel 3 Pathologische Pupille

A. Entstellung der Pupille 39
    I. Fehlbildungen und Anomalien der Iris 39
        1. Korektopie. 39
        2. Mikrokorie. 39
        3. Kolobome 39
        4. Kongenitale Aniridie 39
        5. Persistierende Pupillarmembran 41

Inhaltsverzeichnis

II. Progressive essentielle Irisatrophie	41
III. Trauma	42
1. Pupillarsaum- und Sphinkterrisse	42
2. Iridodialyse	42
3. Traumatische Aniridie	44
IV. Iristumoren	44
V. Entzündliche Erkrankungen der Iris	44

B. Pupillenstörungen bei neuroophthalmologischen Erkrankungen ... 45

I. Erkrankungen im Bereich der afferenten Pupillenbahn	45
1. Ausfall der Netzhautfunktion	45
2. Optikuserkrankungen	46
3. Erkrankungen im Bereich des Chiasma und Tractus opticus	47
4. Erkrankungen im Bereich der oberen Sehbahn	48
II. Untersuchung und Differentialdiagnose der afferenten Pupillenstörungen	48
1. Marcus-Gunn-Phänomen	48
2. Swinging-Flashlight-Test	50
3. Prüfung der Oszillationsperiode der Pupille (Pupil Cycle Time)	50
4. Prüfung der Latenz der Pupillenlichtreflexe	52
III. Erkrankungen im Mittelhirn (im Bereich des Tractus praetecto-oculomotorius)	53
1. Tumoren	53
2. Tabes, Argyll-Robertson-Pupille	54
IV. Erkrankungen im Bereich der efferenten Pupillenbahnen	55
1. Störungen im Bereich der parasympathischen Pupillenfasern	55
2. Störungen im Bereich des Sympathikus	59
V. Pharmakodynamische Untersuchungen zur Differentialdiagnose efferenter Pupillenstörungen	60
VI. Periodische Pupillenstörungen	67
1. Hippus	67
2. Springende Pupille	67
VII. Paradoxe Pupillenreaktion	68
VIII. Pupillenstörung bei Epilepsie	68

C. Pupillenstörungen bei Intoxikationen 69
   I. Intoxikationen, die zur Mydriasis führen 70
      1. Arzneimittelnebenwirkungen 70
      2. Botulismus. 72
      3. Vergiftung durch Pflanzen 73
      4. Vergiftung durch Pilze 73
      5. Vergiftung durch chemische Stoffe 73
      6. Bleivergiftung. 74
      7. Schlangenbiß 74
  II. Intoxikationen, die zur Miosis führen 74
      1. Arzneimittelnebenwirkungen 74
      2. Vergiftung durch Pflanzen 75
      3. Vergiftung durch Pilze 75
      4. Vergiftung durch Pflanzenschutzmittel 76
      5. Chemische Kampfstoffe 76
      6. Skorpiongift 76
  III. Hippus und wechselhaftes Pupillenverhalten nach
     Intoxikationen. 76
     Arzneimittelnebenwirkungen 76

Literatur 79
Sachverzeichnis 93

KAPITEL 1
Die normale Pupille

A. Anatomische Vorbemerkungen zur Pupille

I. Anatomie der Irismuskulatur

Die Irisblende ist eine, in dem Brechungsraum des Auges frei aufgestellte Scheibe mit einer geringfügig nasal verschobenen Öffnung, der *Pupille*. Die wichtigste Aufgabe der Irisblende ist die Regulierung des auf die Netzhaut einfallenden Lichtes. Dies gelingt durch pausenlose Veränderung der Pupillengröße. Diese Änderung wird von einem Muskelsystem geleistet, welches aus einem zirkulären (Musculus sphincter iridis) und einem radiären Teil (Musculus dilatator iridis) besteht.

Der M. sphincter iridis hat eine Breite von 0,5 bis 1,0 mm und eine Dicke von 40 bis 80 μ. Er besteht aus Bündeln glatter Muskulatur, welche im hinteren Irisstroma die Pupille bis dicht an den Pupillarrand umkreisen. Feste Verbindungszüge mit dem umgebenden Gewebe sorgen dafür, daß auch nach Durchschneidung des Muskels, z.B. Sektoriridektomie, die Iriskontraktion intakt bleibt.

Der M. dilatator iridis dagegen, ist eine glashelle, über die ganze Iris ausgedehnte Myoepithelschicht von etwa nur 2 μ Dicke. An seiner Hinterfläche liegt das Pigmentepithel der Iris (Abb. 1). Beide Muskeln hängen durch arkadenförmige Verbindungszüge syncytial zusammen. Auf diese Weise wirken beide Muskelsysteme unmittelbar aufeinander. Der Sphinkter dehnt den Dilatator, der Dilatator entfaltet das Sphinkternetz, so daß beide an ihre funktionell günstigste Ausgangslage gebracht werden. Die Flächenbewegung der Iris ist am Ziliarrand geringer als am Pupillarrand [201, 208, 212, 213, 255].

Nach der klassischen Vorstellung stammen beide Muskeln entwicklungsgeschichtlich aus dem ektodermalen Anteil des vorderen Augenbrechers. Die ektodermale Herkunft der Irismuskulatur, besonders des Dilatators, wird aber auch bezweifelt; eine mesodermale Herkunft wird vermutet [95, 202, 234].

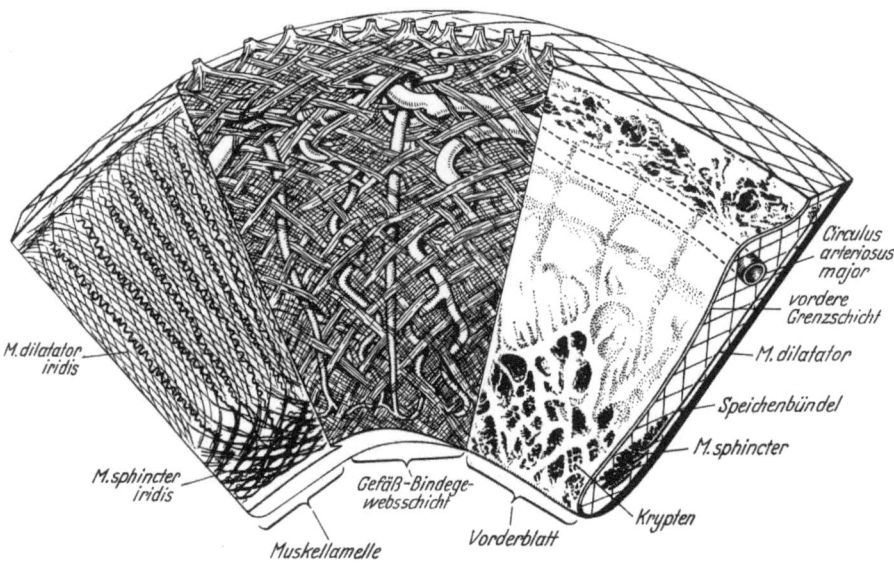

Abb. 1. Struktur der Iris. (Nach Rohen 1951 [212])

II. Efferente Pupillenbahnen

Das Muskelsystem der Iris wird vom Sympathikus und Parasympathikus innerviert. Entgegen klassischen Vorstellungen erhalten, nach pupillographischen [150, 160, 161], elektrophysiologischen [27], pharmakologischen [85, 137, 143, 224, 237] und elektronenmikroskopischen [79] Untersuchungen, sowohl der Sphinkter als auch der Dilatator sympathische und parasympathische Fasern. Jedoch wird das Verhalten des Sphinkters vom Parasympathikus und des Dilatators vorwiegend vom Sympathikus bestimmt.

Die parasympathische Innervation des M. sphincter iridis besteht aus 2 Neuronen. Vom gesamten Okulomotoriuskernkomplex gehört wahrscheinlich nur der dorsal gelegene, von Edinger und Westphal beschriebene Medialkern zum M. sphincter iridis. Die von dort zum Auge verlaufende Bahn wird einmal durch das Ganglion ciliare (Synapse) unterbrochen (Abb. 2). Nicht die sympathische Innervation, sondern die supranukleäre Hemmung ist für die Entspannung des Sphinkters während der Dilatation verantwortlich [50, 150, 151].

Efferente Pupillenbahnen

Die sympathische Innervation des M. dilatator iridis besteht aus 3 Neuronen. Die Fasern des 1. Neurons stammen vom Hypothalamus und verlaufen bis an das Centrum ciliospinale, welches im seitlichen Teil der Vorderhörner liegt. Von dort gehen Fasern aus (2. Neuron), die mit den Vorderwurzeln austreten und zum Halssympathikus gelangen. Im Ganglion cervicale superior gehen sie dann auf das 3. Neuron über. Von dort gelangen sie über das Karotisgeflecht zum 1. Ast des Trigeminus und durch die langen Ciliarnerven zum Auge (Abb. 3).

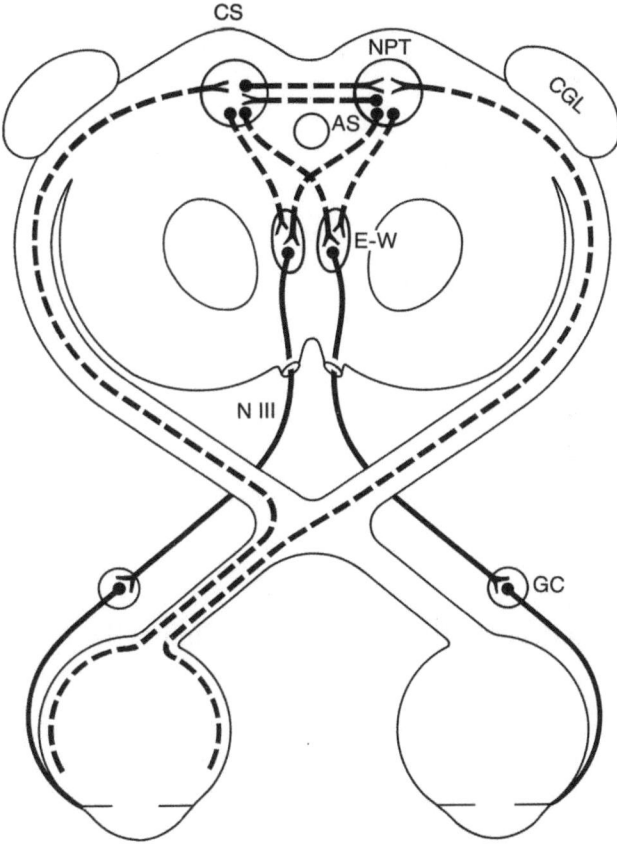

Abb. 2. Afferente und parasympathische efferente Bahn der Pupillenlichtreflexe. *CS* Colliculus superior, *NPT* Nucleus praetectalis, *CGL* Corpus geniculatum laterale, *AS* Aquaeductus sylvii, *E-W* Edinger-Westphal-Kerne, *GC* Ganglion ciliare

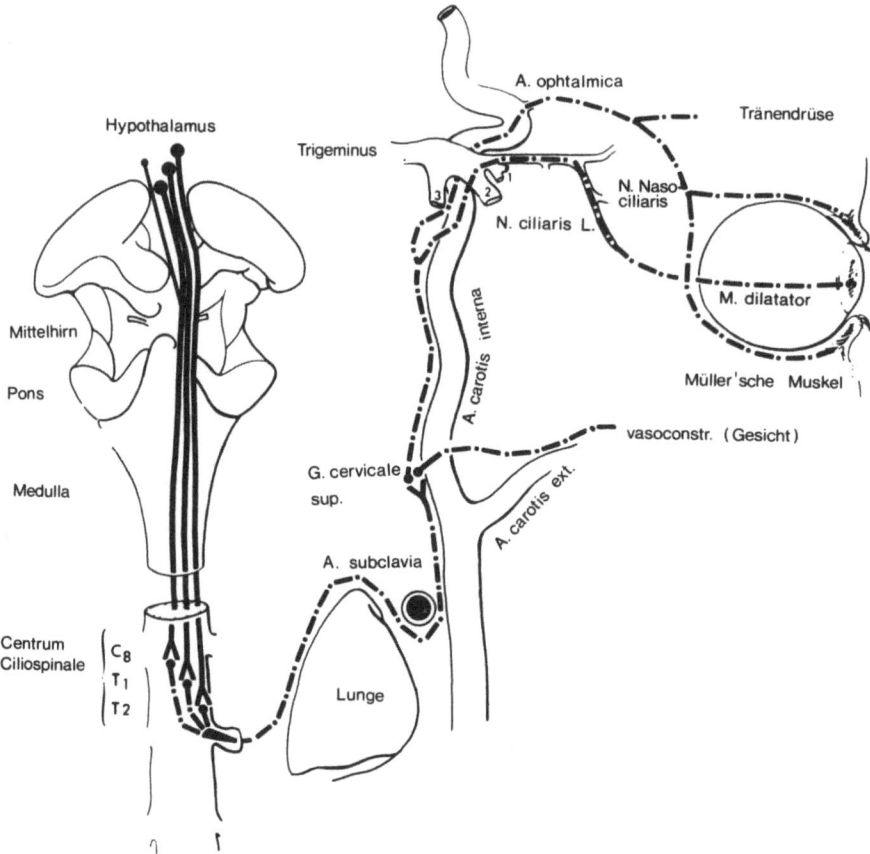

Abb. 3. Sympathische Bahn der Pupillenlichtreflexe. (Nach Glaser 1978 [100])

III. Afferente Bahn der Pupillenlichtreflexe

Die afferente pupillomotorische Bahn beginnt an den retinalen Lichtrezeptoren, die anscheinend mit den für die Lichtwahrnehmung verantwortlichen Rezeptoren identisch sind [5, 7, 8, 9, 10, 11, 25]. Die Weiterleitung der pupillomotorischen Lichtreize zu den mesenzephalen Sphinkterzentren erfolgt durch den Nervus opticus. Die die pupillomotorische Erregung leitenden Fasern durchlaufen, nach partieller Kreuzung im Chiasma, den Tractus opticus. Sie trennen sich in seinem letzten Drittel von den visuellen Fasern und ziehen am Corpus geniculatum laterale vorbei zur Area praetectalis. Hier enden sie in dem ipsilateralen Nucleus praetectalis [30, 42, 65, 73, 169, 200, 258]. Von hier senden die Nervenzellen ihre Axone in zwei Richtungen; zum kontralateralen Nucleus praetectalis und zu den Okulomotoriuskernzellen, wobei ein kleiner Teil der Fasern zum Kern der Gegenseite übergreift (Abb. 2). Insgesamt also weist die afferente pupillomotorische Lichtreflexbahn bis zum Erreichen der Edinger-Westphal-Kerne eine dreimalige partielle Kreuzung auf [73]. Ob nun die pupillomotorischen Lichtreize durch Kollateralen der Sehnervenfasern zum prätektalen Kern geführt werden [38, 127], oder ob diese Aufgabe Axone übernommen haben, die von speziellen pupillomotorischen retinalen Ganglienzellen entspringen [2, 30, 200] ist noch offen.

IV. Kortiko-prätektale Verbindungen?

Entgegen der klassischen Auffassung muß nach pupilloperimetrischen Untersuchungen [19, 69, 111, 112, 113, 114, 115, 140, 190, 206, 207, 268] angenommen werden, daß die pupillomotorischen Lichtimpulse wenigstens zum Teil den Sehkortex erreichen und von dort zu den pupillomotorischen Zentren geführt werden (Näheres in Kapitel 3, Abschnitt B.I.4). Für die Existenz von kortiko-prätektalen Verbindungen könnten möglicherweise auch die durch Umkehrreize ausgelösten Pupillenreflexe sprechen [233, 243, 254]. Ähnlich wie beim VECP vermindert eine, zum Verschwommensehen führende, Fehlkorrektur die pupillomotorischen Antworten bzw. läßt sie verschwinden (Abb. 4). Auch Wechselreizung der Fovea mit monochromatischen Lichtern gleicher Energie löst pupillomotorische Antworten aus [268].

V. Supranukleäre Bahn für den Naheinstellungsreflex (Synkinese der Pupille)

Ohne Zweifel bestehen Verbindungen zwischen Area 19 im vorderen Okzipitalkortex und pupillomotorischen Zentren, die die

Akkommodation-Konvergenz-Synkinese der Pupille regeln. Elektrische Stimulation dieser Gebiete führt zur Pupillenverengerung, Konvergenz und Akkommodation [36, 72, 132, 174]. Während die Lichtimpulse über die prätektalen Kerne den parasympathischen Okulomotoriuskern erreichen, werden kortikale Impulse zur Akkommodation außerhalb des prätektalen Kerngebietes zum Okulomotorius zugeleitet [174]. Die Nichtbeteiligung der prätektalen Kerne zur Akkommodation läßt das Argyll-Robertson-Syndrom erklären (s. auch Kapitel 3).

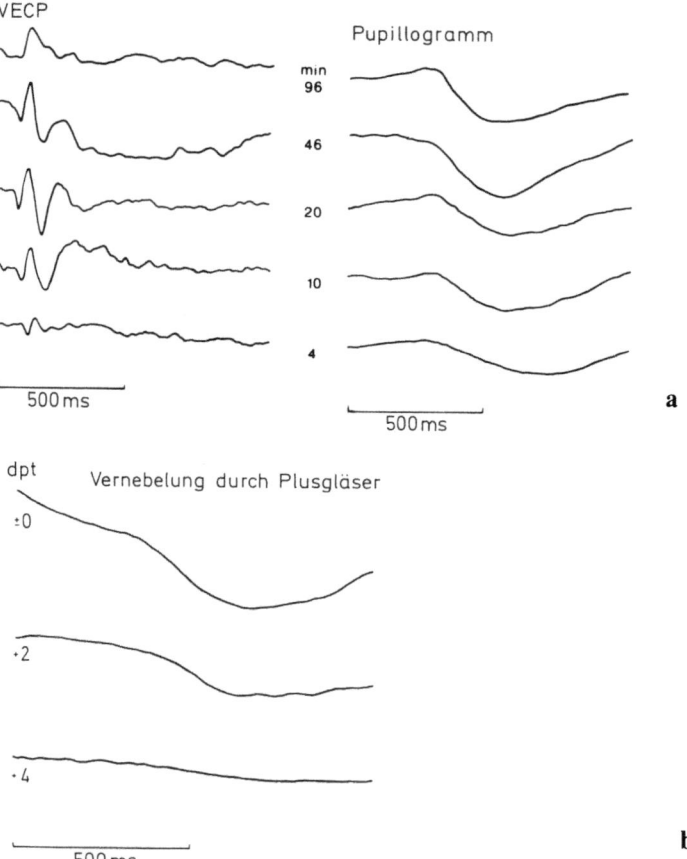

Abb. 4. a VECP und Pupillogramme des menschlichen Auges gewonnen unter gleichen Bedingungen auf Umkehrreize verschiedener Mustergrößen. **b** Verminderung bzw. Ausbleiben der pupillomotorischen Antworten durch Fehlkorrektur. (Nach Teping et al. 1981 [243])

B. Pupillenweite

Die Pupillenweite des menschlichen Auges beträgt bei maximaler Dilatation 7,5 bis 8 mm, bei maximaler Kontraktion 1,5 bis 2 mm. Das entspricht einer Änderung der Pupillenfläche ($r^2\pi$) von 36:1. Um das gleiche Verhältnis ändert sich auch die Menge des durchgelassenen Lichtes, das von der Pupillenfläche abhängig ist. Bei maximaler Kontraktion verkürzen sich die Fasern des M. sphincter iridis um 87% ihrer im Ruhestand gemessenen Länge [185] – eine Eigenschaft, die kein anderer glatter Muskel des menschlichen Körpers besitzt.

I. Variationen der Pupillenweite

Im ersten Lebensjahr ist die Pupille eng. Beim Neugeborenen ist der M. dilatator iridis sehr schwach entwickelt. Aus diesem Grunde bewirken auch Adrenergika in diesem Lebensabschnitt keine gute Mydriasis. Die weiteste Pupille unter normalen physiologischen Bedingungen haben die Jugendlichen. Bei Frauen ist die Pupille durchschnittlich größer als bei Männern. Im allgemeinen ist die Pupille des kurzsichtigen Auges größer als des emmetropen bzw. des weitsichtigen Auges. Größer ist die Pupille auch im allgemeinen bei wenig pigmentierter Iris (blaue Iris) gegenüber stark pigmentierten (braune Iris). Bei etwa 17% der Menschen ist die Pupillengröße auf beiden Seiten ungleich, *Anisokorie*. Bei etwa 4% der Menschen ist die Anisokorie auffallend stark [179]. Das Ausmaß der Anisokorie ist variabel. Sie tritt bei völlig normalen Bedingungen auf und sie kann von Tag zu Tag und von Stunde zu Stunde ihr Ausmaß verändern. Sie kann bei mehreren Mitgliedern einer Familie gesehen werden. Keine signifikante anatomisch-pathologische Veränderungen konnten bisher dafür verantwortlich gemacht werden. Man nimmt an, daß sie aufgrund von asymmetrischen supranukleären Hemmungen des Edinger-Westphal-Kernes zustande kommt, weswegen sie auch "einfache zentrale Anisokorie" [152] genannt wird. Im Alter wird die Pupille zunehmend enger; sie erweitert sich in der Dunkelheit deutlich weniger als bei Jüngeren [44, 52, 145, 153].

II. Die „scheinbare" Pupillenweite (Eintrittspupille)

Die Betrachtung des Auges von vorn läßt die Pupille um einen gewissen Betrag größer erscheinen. Das ist das scheinbare aufrechte Bild der Pupille, das von der Vorderkammer erzeugt wird (Eintrittspupille).

Der Abbildungsmaßstab der Eintrittspupille ist nicht konstant. Die Vergrößerung der wirklichen Pupille zur Eintrittspupille wird mit zunehmender Pupillenweite, wegen der negativen Verzeichnung durch das optische System Hornhaut-Vorderkammerwasser, geringer [13]. Im paraxialen Gebiet, also bei sehr enger Pupille ist der Abbildungsmaßstab am größten. Im Durchschnitt erscheint die Eintrittspupille des menschlichen Auges um 1,13mal (maximal enge Pupille) bis 1,08mal (maximal weite Pupille) vergrößert (Abb. 5).

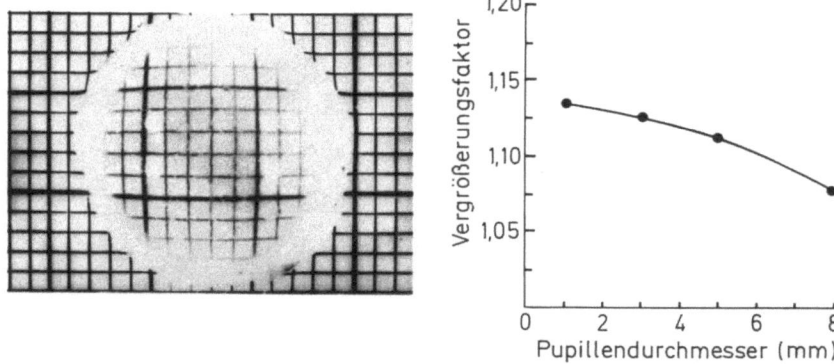

Abb. 5. Scheinbare Vergrößerung der Pupille des menschlichen Auges durch das optische System Hornhaut-Vorderkammerwasser. (Nach Alexandridis et al. 1967 [13])

C. Pharmakologische Beeinflussung der Pupille

Die pupillenwirksamen Mittel gehören zu den vegetativen Pharmaka, die entweder den sympathisch innervierten Teil der Irismuskulatur, den Dilatator, oder den parasympathisch innervierten Sphinkter beeinflussen. Die Übertragung der efferenten Impulse von prä- zum postganglionären Neuron, also in den Ganglien, erfolgt – sowohl beim Sympathikus als auch beim Parasympathikus – durch Azetylcholin. Postganglionär sind die Überträgersubstanzen unterschiedlich. An den Nervenendigungen des sympathischen Neurons wird Noradrenalin, an denen des Parasympathikus Azetylcholin freigesetzt (Abb. 6). Analog werden die Ausdrücke adrenerg und cholinerg zur Charakterisierung von pharmakologischen Substanzen benutzt. Eine cholinerge Substanz wirkt wie eine Azetylcholinfreisetzung aus den Nerven; entsprechend eine adrenerge Substanz wie eine Noradrenalinfreisetzung.

Lokal applizierte pupillenwirksame Mittel

1. Adrenergika

Die wichtigsten lokal angewendeten adrenergen Substanzen in der Ophthalmologie sind: Epinephrin (Adrenalin), Phenylephrin (Neosynephrin) und Tyramin (Mydrial) sowie Kokain. Die ersten 2 sind direkte Adrenergika, d.h. sie reagieren direkt mit dem Rezeptor im Muskel und verhalten sich wie die physiologische Überträgersubstanz Noradrenalin. Tyramin und Kokain sind indirekte Adrenergika. Tyramin setzt Noradrenalin aus der sympathischen Nervenendigung frei. Kokain verstärkt die Wirkung des körpereigenen Noradrenalins, indem es seine Inaktivierung durch Rückspeicherung in den Nervenendigungen verhindert.

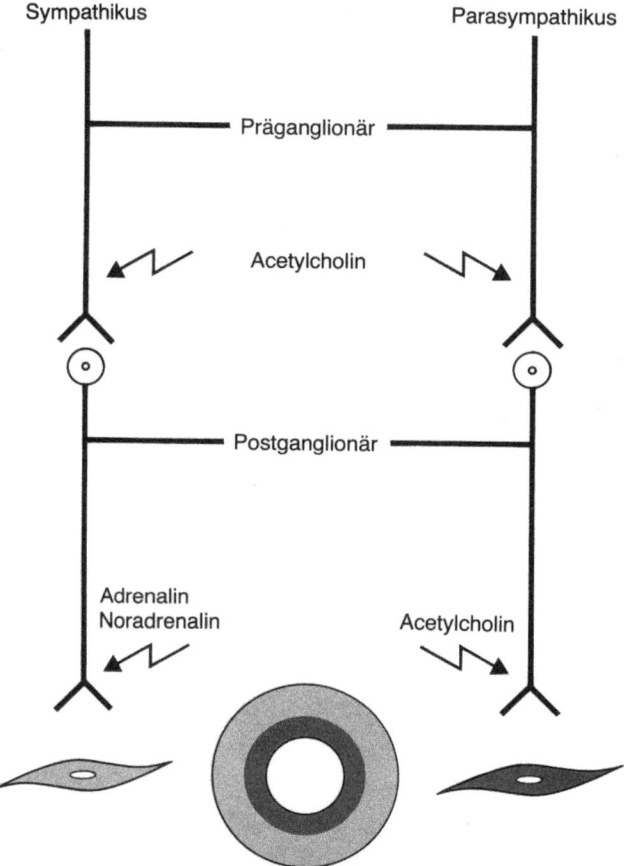

Abb. 6. Prä- und postganglionäre Überträgersubstanzen des Sympathikus bzw. Parasympathikus

Ein indirektes Adrenergikum ist auch das Ephedrin, welches z. Zt. in Deutschland nur als Kombinationspräparat im Handel ist („Zincum boricum in der Ophtiole"). Sein Wirkungsmechanismus ähnelt dem des Tyramins. Auch Hydroxyamphetamin (Paredrine, in Deutschland nicht im Handel) gehört in diese Gruppe indirekter Adrenergika (Tabelle 1).

2. Antiadrenergika

Manche Substanzen führen durch negative Beeinflussung des Sympathikus zur Pupillenverengerung wie z. B. das Guanetidin

Tabelle 1. Pupillenwirksame lokal angewendete Adrenergika

Direkte Adrenergika	
Epinephrin (Adrenalin)	Direkte Reaktion mit dem Muskelrezeptor
Phenylephrin (Neosynephrin)	
Indirekte Adrenergika	
Kokain	Verstärkung der Noradrenalin-Wirkung
Tyramin (Mydrial)	
Ephedrin	Freisetzung von Noradrenalin aus den Speichern
Hydroxyamphetamin (Paredrine)	

(Ismelin). Dieses Präparat, welches z. Zt. in Deutschland nur als Tabletten im Handel ist, wurde als Augentropfen zur Glaukomtherapie und gegen Lidretraktion bei Thyreotoxikosen appliziert. Es hebt die Speicherfähigkeit der sympathischen Nervenendigungen für Noradrenalin auf, so daß die Effektivität der sympathischen Erregung, bedingt durch Mangel an Überträgersubstanzen, abnimmt.

3. Cholinergika

Cholinerge Substanzen wirken wie Azetylcholin und führen am Auge zu einer parasympathikomimetischen Pupillenverengerung. Die wichtigsten lokal angewendeten cholinergen Substanzen sind: Pilocarpin, Carbachol, Mecholyl, Physostigmin (Eserin), Prostigmin, Mintacol, DFP und Demecariumbromid (Tosmilen). Pilocarpin, Carbachol und Mecholyl sind direkte Cholinergika, welche unmittelbar mit dem Rezeptor des Erfolgsorganes reagieren. Die übrigen Präparate sind indirekte Cholinergika. Sie blockieren oder zerstören die Cholinesterase (Cholinesterasehemmer). Dadurch führen sie zur Verminderung der Abbaugeschwindigkeit des Azetylcholins, welches dann die Pupille ausgiebiger verengern kann (Tabelle 2).

Tabelle 2. Pupillenwirksame lokal angewendete Cholinergika

Direkte Cholinergika	
Pilocarpin	
Charbachol	Direkte Reaktion
Mecholyl	mit dem Muskelrezeptor
Indirekte Cholinergika	
Physostigmin	
(Eserin)	
Prostigmin	
Mintacol	Cholinesterasehemmer
DFP	
Demecariumbromid	
(Tosmilen)	

4. Anticholinergika

Die wichtigsten Beispiele an Substanzen, die die parasympathische Übertragung an der Nervenendigung blockieren, sind Atropin, Scopolamin, Homatropin, Cyclopentolat und Tropicamid (Mydriaticum Roche). Diese Mittel besetzen den Rezeptor des Erfolgsorganes, ohne daß die Reaktion eintritt (Tabelle 3). So wird die Wirkung der Übertragersubstanz Azetylcholin blockiert (anticholinerge Wirkung).

Tabelle 3. Pupillenwirksame lokal angewendete Anticholinergika

Atropin	
Scopolamin	
Homatropin	Blockierung
Cyclopentolat	des Muskelrezeptors
Tropicamid (Mydriaticum Roche)	

D. Reflexveränderungen der Pupille

I. Pupillenunruhe (Pupillenoszillationen)

Die Iris ist stets bemüht, durch ständige Veränderungen der Pupillengröße die Beleuchtungsstärke der Netzhaut konstant zu halten. Diese Irisfunktion ist kein einfacher Reflex, sondern das Ergebnis eines Regelvorganges.

Die Regelung des auf die Netzhaut einfallenden Lichtes wird von einem selbsttätigen geschlossenen Regelkreis geleistet, [48, 82, 239, 240]. Der Fühler dieses Reglers ist die Netzhaut. Die Zentren der Pupillenerweiterung und Pupillenverengerung bilden den Stellmotor. Die Irismuskulatur erfüllt die Rolle des Stellgliedes (Abb. 7). Änderung der retinalen Beleuchtungsstärke führt zur Änderung der Impulsströme zu den pupillomotorischen Zentren, die die Pupillenweite einstellen. Gleichzeitig aber ändert sich die Empfindlichkeit der Netzhaut (des Fühlers). Diese, zusammen mit der veränderten retinalen Beleuchtung durch Pupillenverengerung, führt zu neuer Veränderung des pupillomotorischen Impuls-

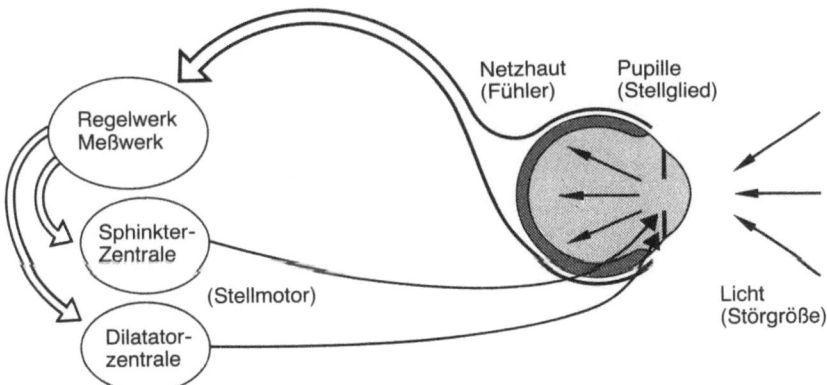

Abb. 7. Regelkreis der Pupillenlichtreflexe

stromes usw. Die besonders unter Helladaptationsbedingungen beobachtete ständige Pupillenunruhe ist das Ergebnis der Funktion dieses Regelkreises; ein Ausdruck fortlaufend vorgenommener Korrekturen des Sollwertes der Netzhautbelichtung [256]. Die Frequenz der Pupillenoszillationen, auch bei sinusförmiger Änderung der Beleuchtungsstärke, liegt beim gesunden erwachsenen Menschen um die 3 Hz. Die Ursache dieser relativ niedrigen Frequenz ist die glatte Irismuskulatur. Wie alle anderen Irisfunktionen [141, 187] nimmt auch die Frequenz der Pupillenoszillationen im höheren Lebensalter, wahrscheinlich aufgrund der Sklerorisierung der Irisgefäße und der Degeneration des Irisstromas und der Irismuskulatur [215] eindeutig ab [20].

II. Pupille in Abhängigkeit vom Lichteinfall

Lichtreizung nur des einen Auges führt beim Menschen gleichzeitig zur Verengerung der Pupille des kontralateralen Auges, *konsensueller Pupillenlichtreflex*. Die Doppelseitigkeit des Reflexes beruht darauf, daß jede Netzhaut mit beiden Sehtrakten verbunden ist und jeder Traktus mit beiden Okulomotoriuskernen. Je nach Dauer der Lichtreizung zeigt die Pupille ein unterschiedliches Verhalten.

1. Einstellung der Pupillenweite bei Dauerlicht: Tonischer Pupillenlichtreflex

Läßt man ein auf das Auge gerichtetes Licht längere Zeit einwirken, so folgt den ersten großen Schwankungen allmählich eine endgültige Einstellung der Pupillenweite, *tonischer Pupillenlichtreflex*. Bei höheren Beleuchtungsstärken wird die Pupille während des Einstellungsprozeßes mit Schwankungen zunehmend enger, während bei geringeren Beleuchtungsstärken die endgültig eingestellte Pupille größer ist, als die am Anfang der Belichtung gemessene. Die Engerstellung der Pupille bei Dauerlicht (Abb. 8) beginnt bei Leuchtdichtestufen, die im Bereich des Tagessehens liegen [17, 236]. Bei Belichtung der Augen mit monochromatischem Licht beginnt die Pupillenverengerung sogar bei Leuchtdichte-

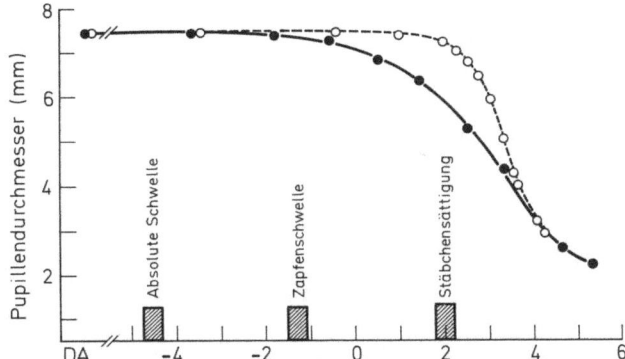

Abb. 8. Pupillenweite des menschlichen Auges in Abhängigkeit von der retinalen Beleuchtung. -●- Beleuchtung mit weißem Licht, -○- Beleuchtung mit monochromatischem Licht (486 nm). Adaptationsfeld 160°. (Nach Alexandridis et al. 1969 [17])

werten, bei denen die Empfindlichkeit des Dämmerungsapparates der Netzhaut bereits nachläßt [4]. Bei Belichtung umschriebener Netzhautareale zeigt das auf die Fovea einfallende Licht für die Einstellung der Pupille die größte Wirkung [54]. Ähnlich wie die Zapfenempfindlichkeit ist die Pupillenweite von der Einfallsrichtung des Lichtes abhängig [24, 236]. Bei Stäbchenmonochromasie, d.h. bei Ausfall der Tagesfunktion, bleibt die Pupille, verglichen mit dem voll funktionstüchtigen menschlichen Auge, deutlich größer [6, 9, 15]. Umgekehrt läßt sich bei der Ogushischen Krankheit, d.h. bei Ausfall der Stäbchenfunktion, kein Unterschied im Verhalten der Pupillenweite bei Dauerlicht gegenüber dem Normalen finden [80].

Alle diese Befunde lassen vermuten, daß der hauptverantwortliche „Fühler" für die Einstellung der Pupillenweite bei Dauerlicht der Tagesapparat der Netzhaut ist.

2. Abhängigkeit der Sehschärfe von der Pupillenweite

Bei emmetropen Augen nimmt die Pupille die Größe ein, die für eine optimale Sehschärfe notwendig ist [63]. Umgekehrt ist die Abhängigkeit der Sehschärfe von der Pupillenweite umso größer, je größer die Fehlkorrektur der Augen ist [32, 33].

3. Einstellung der Pupillenweite nach Verdunkelung

Nach Verdunkelung erweitert sich die Pupille eines zuvor helladaptierten Auges in 2 Phasen. In einer raschen Phase, die von einer relativ sehr langsamen zweiten Erweiterungsphase gefolgt wird [128]. Der Ablauf der Wiedererweiterung der Pupille bei Verdunkelung ist von der Stärke und Dauer der vorausgehenden Helladaptation abhängig [51]. Die rasche Phase der Wiedererweiterung findet während der ersten 10 bis 30 s des Dunkelaufenthaltes statt. Die endgültige Pupillenweite wird, immer in Abhängigkeit von der vorhergenden Helladaptation, in der Größenordnung von 4 bis 6 min erreicht. Diese Zeit entspricht der Dauer der Sensibilitätssteigerung des Tagesapparates während der Dunkeladaptation. Diese Tatsache und die Störung der Wiedererweiterung der Pupille während der Dunkeladaptation bei Stäbchenmonochromaten [6, 9, 15, 84] lassen vermuten, daß in dem Steuermechanismus der Wiedererweiterung der Pupille das photopische System der Netzhaut als Fühlwerk einen wesentlichen Einfluß hat.

4. Pupillenlichtreflexe auf kurzdauernde Einzelbelichtung: Phasischer Pupillenlichtreflex

Kurzdauernde Lichtreizung der Netzhaut (Lichtblitz) löst einen entsprechend kurzen pupillomotorischen Impuls aus. Der dadurch bedingten Pupillenverengerung folgt anschließend die Wiedererweiterung der Pupille, da die auslösende Ursache nicht weiter existiert. Das ist der *phasische Pupillenlichtreflex.* Wie der tonische ist auch der phasische Pupillenlichtreflex beim Menschen und höheren Säugern konsensuell, d.h. umfaßt beide Augen, wenn auch nur ein Auge gereizt wird. Reizung beider Augen gleichzeitig erzeugt stärkere Pupillenverengerung gegenüber der einseitigen Reizung mit der gleichen Lichtintensität [203]. Für den phasischen Pupillenlichtreflex sind beide Rezeptorensysteme der Netzhaut als Fühler verantwortlich. Je nach herrschenden Adaptationsbedingungen werden die Pupillenlichtreflexe vom Zapfen- oder Stäbchensystem gesteuert. Der phasische Pupillenlichtreflex ist von der Leuchtdichte, Dauer und Helligkeit des Reizlichtes, sowie vom Adaptationszustand der Netzhaut abhängig [1, 5, 7, 8, 10, 11, 12,

54, 82, 162]. Die spektrale Empfindlichkeit des phasischen Pupillenlichtreflexes (Abb. 9) ist mit der psychophysisch gewonnenen skotopischen bzw. photopischen Empfindlichkeitskurve weitgehend identisch [17, 25]. Auch bei Farbsinngestörten zeigt sich eine Parallelität zwischen Sensorik und Pupillomotorik im gestörten Helligkeitsbereich [122]. Andererseits bleibt der Ausfall des Stäbchenapparates bei der Retinopathia pigmentosa für das Verhalten des phasischen Pupillenlichtreflexes bei Helladaptation ohne Belang [21].

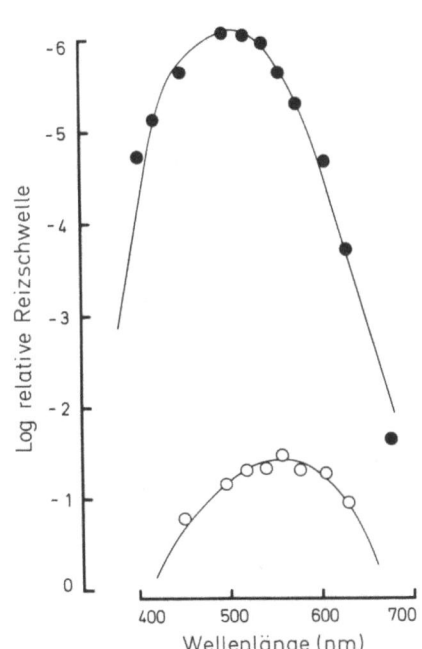

Abb. 9. Skotopische (-●-) und photopische (-○-) spektrale Empfindlichkeit des menschlichen Auges gewonnen mit Hilfe der Pupillenlichtreflexe. (Nach Alexandridis et al. 1969 [17])

a) Latenz der Pupillenlichtreflexe

Der Zeitablauf zwischen Lichtreiz und Beginn der Iriskontraktion, *Latenz der Pupillenlichtreflexe,* ist ebenfalls von der Leuchtdichte, Dauer und Wellenlänge des Reizlichtes sowie von dem Adaptationszustand der Netzhaut abhängig [11, 54, 82, 162]. Die kürzeste Latenzzeit des Pupillenlichtreflexes beim Gesunden beträgt 0,2 bis 0,25 s, die längste 0,4 bis 0,5 s.

b) Pupille beim Lidschluß

Nur bei Helligkeit folgt jeder Schließung und Wiederöffnung des Lides ein kleiner Pupillenlichtreflex. In der Dunkelheit ist dies nicht der Fall [7, 257]. Daraus läßt sich erkennen, daß der kurze Lidschluß zu einer, wenn auch sehr geringen, Empfindlichkeitssteigerung der Netzhaut führt.

III. Akkommodations-Konvergenz-Synkinese

Bei Naheinstellung der Augen, d.h. bei Akkomodation der Linse und Konvergenz der Augen verengt sich gleichzeitig die Pupille. Dies ist kein Reflex, sondern eine assoziierte Bewegung. Die Trias von Bewegungen bei Naheinstellung wird kontrolliert, synchronisiert und assoziiert durch supranukleäre Verbindungen. Elektrische Reizung der Area 19 und 22 im vorderen Okzipitalkortex löst Akkommodation, Konvergenz und Pupillenverengerung – auch getrennt – aus [132]. Die zur Akkommodation und Konvergenz-Synkinese notwendigen kortikalen Impulse werden durch entsprechende Fasern direkt oder indirekt über die visuellen Assoziationsfelder zu den Colliculi superiores und von dort zu den caudalen Teilen der Okulomotoriuskerne geführt. Die prätektalen Kerne, wichtige Zentren des Lichtreflexsystems, sind an der Akkommodations-Konvergenz-Synkinese nicht beteiligt [72, 174]. Durch Prismen ausgelöste Konvergenzbewegung bei Betrachtung von Gegenständen in der Ferne ohne Akkommodation führt genauso zur Verengerung der Pupille [205], wie allein Akkommodation ohne Konvergenz [170, 171].

IV. Pupille im Schlaf

Wenn der müde Mensch sich dem Schlaf nähert, verkleinert sich seine Pupille. So wie viele andere physiologische Mechanismen geht auch die Pupille bei der Ermüdung mit den Veränderungen des Bewußtseinsgrades parallel. Im Schlaf sinkt sowohl die aktiv-sympathische Innervation des Dilatators, als auch die

Hemmung des Okulomotoriuskerns, so daß die Pupille miotisch bleibt [151, 157, 267].

V. Psychosensorische Reflexerweiterung der Pupille

Gemütsbewegungen wie Angst, Furcht, Freude, Überraschung bewirken eine Pupillenerweiterung. Dabei werden die Pupillenlichtreflexe gestört, solange sich die Pupille aufgrund noch wirksamer psychischer Momente im Stadium fortschreitender Erweiterung befindet [96, 164]. Starke sensorische oder psychische Reize sind imstande, besonders bei jungen Menschen, den Lichtreflex der Pupille zu unterdrücken [257]. Auch einem starken Geräusch folgt eine Erweiterung der Pupille. Erhöhter Wachzustand des zentralen Nervensystems sowie sensorische, psychische, emotionelle und intellektuelle Reize erweitern die Pupille, weil sie gleichzeitig 2 nervöse Hauptmechanismen ins Spiel bringen: Adrenergische Innervation des Dilatators, der sich zusammenzieht und passive Verlängerung des Sphinkters durch Hemmung der parasympathischen Entladungen vom Okulomotoriuskern. Auch Schmerzen führen zur Pupillenerweiterung auf gleiche Weise [29, 160].

VI. Reizung des Vestibularapparates

Reizung des Vestibularapparates führt zur Erweiterung der Pupille. Als Ursache dafür wird angenommen, daß ein Teil der Sympathikusfasern, die die Irismuskulatur versorgen, durch das Mittelohr verlaufen. Darauf wird auch die manchmal nach Mastoidoperationen beobachtete Dilatatorparese zurückgeführt [185].

VII. Orbikularisphänomen

Besonders bei forciertem Lidschluß, d.h. bei starker Aktivierung des M. orbicularis, zeigt sich eine Verengerung der Pupille. Diese

Pupillenbewegung ist kein Reflex, sondern eine assoziierte Bewegung (Synkinese). Sie wird als Zeichen dafür angesehen, daß zwischen dem Fazialiskern und den Okulomotoriuskernzellen, die den M. rectus superior und M. obliquus inferior versorgen, eine direkte Verbindung besteht [185]. Besonders deutlich läßt sich die Verengerung beobachten, wenn man mit Gewalt die Augen des Patienten offen hält, während der Patient bestrebt ist, die Augen zu schließen.

VIII. Trigeminusreflex

Reizung der Augenlider, der Bindehaut bzw. der Hornhaut führt nach einer kurzdauernden Erweiterung zur Verengerung der Pupille. Die zunächst beobachtete Erweiterung ist schmerzbedingt. Man kann beidseits eine Pupillenverengerung beobachten, jedoch ist sie am gereizten Auge stärker [185].

KAPITEL 2

Untersuchung der Pupille

A. Methoden und Geräte zur Untersuchung der Pupille

I. Methoden der direkten Beobachtung

1. Bestimmung der Pupillenweite

Zur Bestimmung der Pupillenweite in der klinischen Routine eignen sich am besten die Methoden der direkten Beobachtung. Zu diesem Zwecke wurden in der Vergangenheit verschiedene Geräte mit Vergleichsmustern oder Vergleichsskala [60, 225, 248] oder mit mikroskopischen Einrichtungen zur genaueren Bestimmung der Pupillengröße [220, 226] angegeben.

Als einfachste Methode dieser Art empfiehlt sich der Vergleich der Pupillengröße mit den schwarzen Kreisflächen von abgestuf-

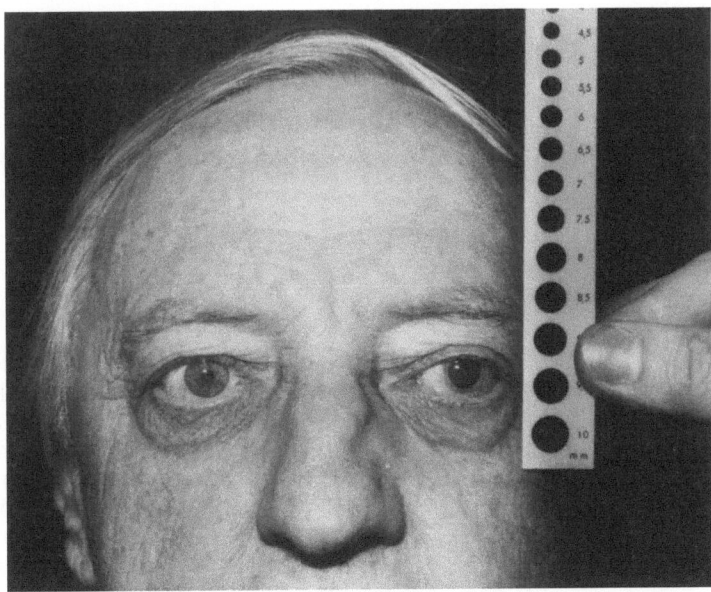

Abb. 10. Bestimmung der Pupillengröße mit Hilfe der Haabschen Leiste

tem Durchmesser einer Haabschen Leiste. Die Haabsche Leiste hält man temporal neben dem Auge, so daß die Ablesung nicht aus der Blickrichtung des Untersuchten erfolgen muß (Abb. 10). Dadurch werden Akkommodationsveränderungen des Probanden vermieden. Die Vergleichsmethoden mit direkter Beobachtung der Pupille ermöglichen eine Meßgenauigkeit von ± 0,2 mm. Der Hauptnachteil dieser Methode ist, daß man in der Dunkelheit die Pupillengröße nicht bestimmen kann.

2. Prüfung des phasischen Pupillenlichtreflexes

Die klassische Routineuntersuchung der Pupillenlichtreflexe in der Ambulanz und am Krankenbett erfolgt durch direkte Beobachtung des Pupillenspiels. Der Vorteil der direkten Beobachtung liegt in der Einfachheit und Schnelligkeit, mit der man zum Untersuchungsergebnis kommt (s. Marcus-Gunn-Phänomen, Swinging-Flashlight-Test usw., Kapitel 3, Abschnitt B. II). Die Registrierung des Pupillenspiels beim „Differentialpupillometer" [126] und beim „Pupillen-Perimeter" [93] erfolgte ebenfalls mit einer Beobachtungslupe.

II. Entoptische Methoden

Der Patient bestimmt bei diesem Prinzip seine Pupillenweite subjektiv selbst (Abb. 11). In der Vergangenheit wurden viele solcher

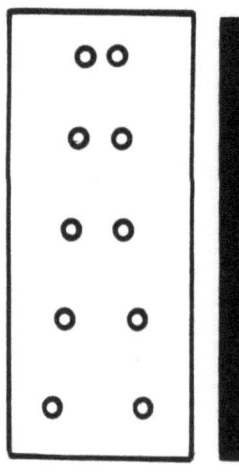
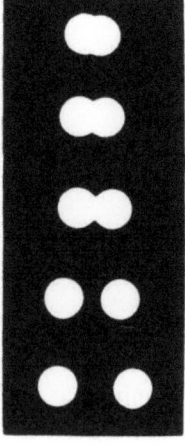

Abb. 11. Prinzip der entoptischen Bestimmung der Pupillengröße. Zwei kleine Öffnungen auf einer Scheibe, die nahe der Hornhaut gehalten werden, erscheinen dem Auge als Kreise, deren Größe die Pupillengröße darstellt. Wenn sich die Kreise berühren, entspricht der Abstand der Punkte der Weite der scheinbaren Pupille. (Nach Cogan 1941 [70])

Untersuchungsanordnungen angegeben [54, 149, 166]. Nach Bouma (1965) liegt die Meßgenauigkeit dieser Methoden um ± 0,1 mm. Wie die übrigen Methoden der direkten Beobachtung hat auch die entoptische Methode den Hauptnachteil, daß man in der Dunkelheit die Pupillenbewegung direkt nicht beobachten kann.

III. Methoden mit photographischem Registrierungsprinzip

Die fortlaufende Aufzeichnung des Pupillenspiels erfolgt durch Rekonstruktion aus mehr oder weniger rasch aufeinanderfolgenden Einzelbildern (Abb. 12). Seit der Einführung von infrarotempfindlichen Filmen kann man mit dieser Methode, ohne Beeinflußung der Adaptation des Auges, die Pupillengröße in völliger Dunkelheit festhalten [5, 77, 94, 158, 168, 198]. Nachteile dieser Methode sind: Das begrenzte zeitliche Auflösungsver-

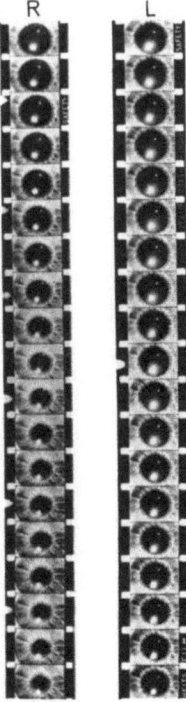
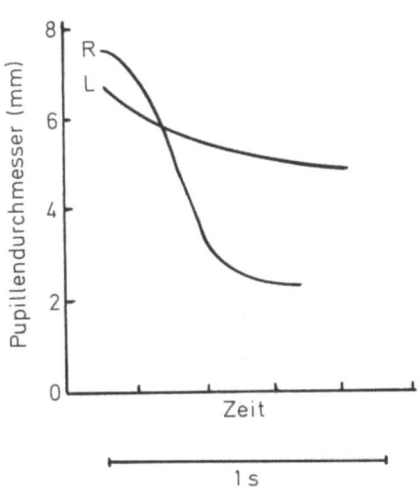

Abb. 12. Photographische Registrierung des Pupillenspiels und die daraus gewonnenen Pupillogramme

mögen, die notwendige lange Zeit zur Auswertung der vielen Aufzeichnungen und die hohen Kosten des Filmmaterials. Zu den photographischen Registrierungsverfahren gehören auch die verschiedenen Methoden der Kymographie [22, 41, 67, 196]. Es handelt sich im Prinzip um die fortlaufende Registrierung eines schmalen zentralen Pupillenbereichs durch eine spaltförmige Blende (Abb. 13).

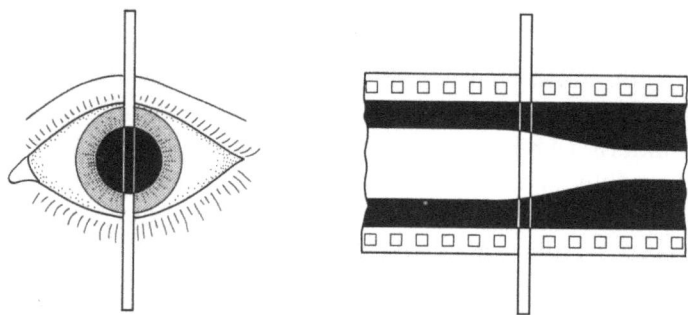

Abb. 13. Kymographie. Fortlaufende Registrierung eines schmalen zentralen Pupillarbereiches durch eine spaltförmige Blende

IV. Der Infrarot-Reflexpupillograph: Heidelberger Pupillograph

Dieses tragbare Gerät dient zur fortlaufenden Registrierung des phasischen Pupillenlichtreflexes. Die Registrierungsanordnung beruht auf dem Prinzip der Infrarot-Reflexphotometrie [75, 82, 173]. Der tragbare Infrarot-Reflexpupillograph (Heidelberger Pupillograph) wurde für die klinische Routineuntersuchung des Pupillenlichtreflexes entwickelt [7, 18]. Das gebündelte Infrarotlicht wird durch die ringförmige Öffnung eines Photoelementes auf das Auge gerichtet. Der vom Auge (hauptsächlich Iris) reflektierte Strahlungsanteil wird von dem etwa 3 cm vor dem Auge befindlichen Photoelement aufgenommen und einem Oszillographen zugeleitet (Abb. 14). Da der Augenhintergrund nur 1 bis 2% der einfallenden Infrarotstrahlung reflektiert [239, 240], vermitteln die durch die Änderung des Photostroms bedingten Ausschläge auf dem Oszillo-

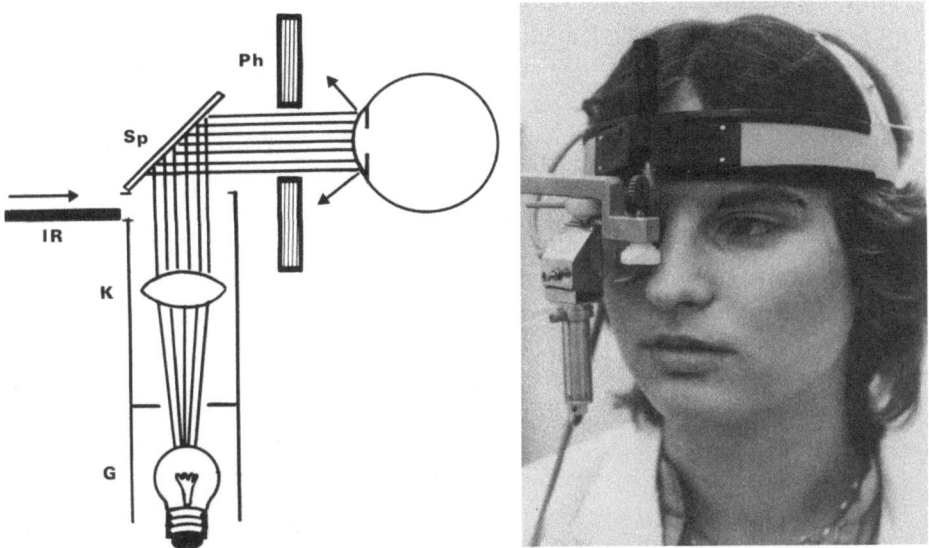

Abb. 14. Schematische Darstellung und Aussehen des Heidelberger Pupillographen (Hersteller: Firma H. Geuder, Heidelberg). *Ph* Silicium Photoelement, *Sp* halbdurchlässiger Spiegel, *IR* Infrarotfilter, *K* Kondensor, *G* Glühlampe. (Alexandridis et al. 1972 [18])

graphenschirm Veränderungen der Irisfläche und nicht der Pupille. Mit dieser verkleinerten tragbaren Form des Registriergerätes können pupillographische Untersuchungen ohne Fixation des Kopfes der untersuchten Person vorgenommen werden, da der Abstand und die Position des Photoelementes gegenüber dem Auge immer konstant bleibt. Da diese Methode ein unendliches Auflösungsvermögen aufweist, bietet sie sich ideal an für Messungen von zeitlichen Parametern der Pupillenlichtreflexe z. B. zur Prüfung der Latenz. Nachteil dieser Methode ist, daß man damit die absolute Pupillengröße nicht ablesen kann. In der letzten Zeit wurde auch ein Kontaktglas-Pupillograph des gleichen Prinzips beschrieben [59].

V. Elektronische Abtastung des Auges (Fernsehprinzip)

Dieses Prinzip wurde zur Untersuchung des Pupillenspieles von Lowenstein et al. (1958) eingeführt und fand bald in verschienen Variationen breite Verwendung [31, 108, 130, 134, 178, 219]. Das mit einer, in der Regel infrarotempfindlichen Fernsehkamera aufgenommene Bild der vorderen Augenabschnitte, wird auf einem Kontrollmonitor stets betrachtet. Dabei können Parameter des Pupillenspiels wie z.B. der phasische Pupillenlichtreflex (Pupillogramm), die Amplitude des Pupillenlichtreflexes und anderes elektronisch mit Hilfe von verschiedenen fernsehbildanalytischen Verfahren kontinuierlich vermittelt werden (Abb. 15). Nachteil dieser Methode ist das, gegenüber der Infrarot-Reflexpupillographie, begrenzte zeitliche Auflösungsvermögen.

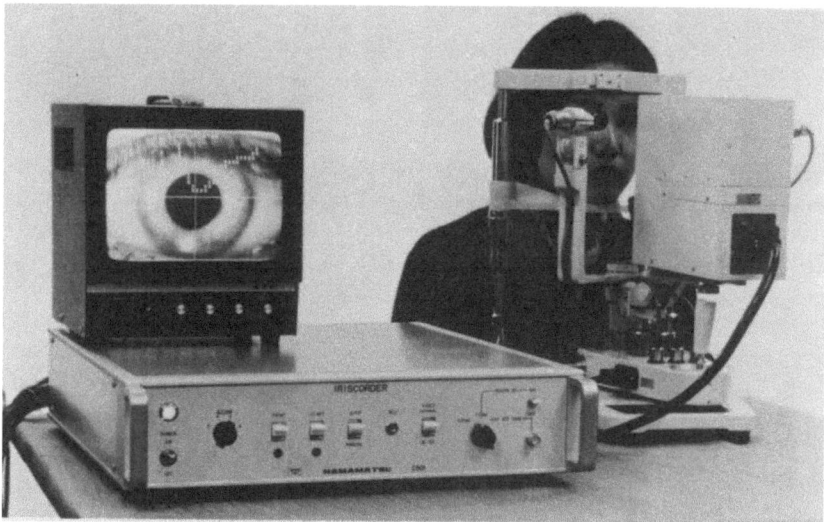

Abb. 15. Fernsehbildanalytisches Pupillometer

VI. Das Pupillogramm

Eine fortlaufende Aufzeichnung des phasischen Pupillenlichtreflexes, *Pupillogramm,* zeigt Abb. 16. Es handelt sich hier um ein Infrarot-Reflex-Pupillogramm. Es läßt erkennen, daß die Iris während des Reflexes zunächst eine rasche, dann langsamer werdende Vergrößerung ihrer Fläche vollzieht (im Pupillogramm Ausschlag nach unten). Mit dem Erreichen des höchsten Wertes beginnt die ebenfalls erst rasche, dann sich verlangsamende

Quantitative Auswertung des Pupillogramms

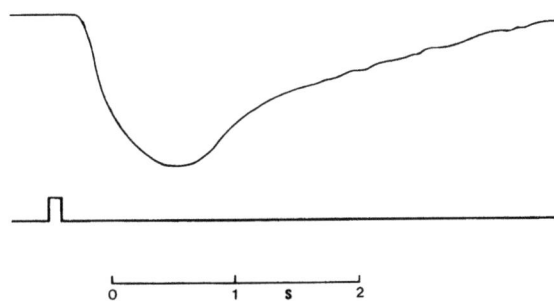

Abb. 16. Pupillogramm des menschlichen Auges. IR-reflektometrische Registrierung bei kurzdauernder Lichtreizung, 0,1 s

Verringerung der Irisfläche, d. h. Wiedererweiterung der Pupille, bis sie ihre Ausgangsweite wieder einnimmt.

Quantitative Auswertung des Pupillogramms

Die Geschwindigkeit der Wiedererweiterung der Pupille ist geringer als die der Verengerung. Der Unterschied zwischen Pupillenverengerungszeit und Wiedererweiterungszeit ist von der Reizlichtstärke abhängig. Je stärker die Netzhautreizung, desto größer wird dieser Unterschied. Die intraindividuelle Variabilität dieses Geschwindigkeitsverhältnisses ist sehr groß.

Die Zeit vom Beginn der Pupillenverengerung bis zum Maximum der Iriskontraktion, *Gipfelzeit,* liegt zwischen 0,15 s und 1,2 s. Die Wiedererweiterung der Pupille, gemessen vom Maximum der Iriskontraktion bis zum Wiedererreichen der Ausgangsweite, variiert in Abhängigkeit von den o. g. Faktoren zwischen 0,4 und 5,0 s [82].

Will man den phasischen Pupillenlichtreflex quantitativ auswerten, so kann man mit Hilfe des Pupillogramms folgende Parameter messen:

Die Amplitude, d.h. die Größe der reflektorischen Flächenänderung der Iris nach dem Lichtreiz.

Die Latenz des Pupillenlichtreflexes, d.h. den Zeitabstand zwischen Anfang des Lichtreizes und dem Beginn der reflektorischen Flächenänderung der Iris.

Die notwendige Lichtenergie für eine konstante Amplitude.

Die pupillomotorische Schwelle, d.h. die niedrigste Lichtenergie, die einen Pupillenlichtreflex auslösen kann.

B. Objektive Prüfung der Netzhautfunktion mit Hilfe der Pupillenlichtreflexe

I. Untersuchung der physiologischen Netzhautfunktion

Die Pupillenlichtreflexe sind von dem Adaptationszustand der Netzhaut [10], von der Intensität und Wellenlänge [17, 25, 229] und von der Größe und Dauer des Reizlichtes abhängig [8]. Demnach kann man mit Hilfe der Pupillenlichtreflexe die Sinnesfunktion der Netzhaut objektiv prüfen. Durch Messung der pupillomotorischen Schwelle in kleinen Zeitabständen während der Dunkelanpassung kann man mit Hilfe der Pupillographie, die Dunkeladaptationskurve objektiv bestimmten (Abb. 17). Auch die Spektralempfindlichkeit der Netzhaut kann durch Schwellenuntersuchungen der Pupillenlichtreflexe bei Reizung mit monochromatischen Lichtern objektiv bestimmt werden (Abb. 9). Je nach Adaptationszustand entspricht sie der subjektiv gemessenen Empfindlichkeit.

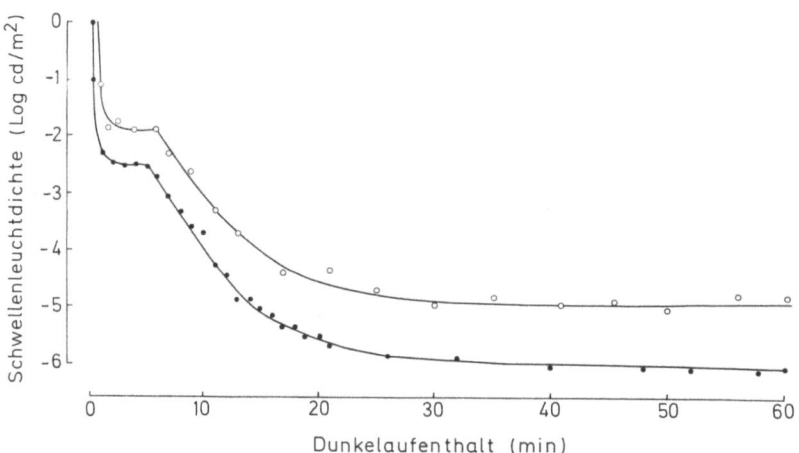

Abb. 17. Dunkeladaptationskurve des menschlichen Auges gewonnen mit Hilfe der Pupillenlichtreflexe (*Kreise*) und subjektiv (*Punkte*). (Nach Alexandridis 1971 [10])

II. Untersuchung der pathologischen Netzhautfunktion

Ebenso wie den physiologischen Ausfall des einen oder des anderen Rezeptorensystems durch die Adaptation, kann man auch den pathologischen Ausfall eines Rezeptorensystems der Netzhaut mit Hilfe der Pupillenlichtreflexe objektivieren. Bei Stäbchenmonochromaten entspricht die spektrale Verteilung der pupillomotorisch gewonnenen Empfindlichkeitswerte bei allen Adaptationsbedingungen der Dämmerungsempfindlichkeitskurve [9]. Bei Farbsinngestörten zeigt sich eine Parallelität zwischen Sensorik und Pupillomotorik im gestörten Helligkeitsbereich [122]. Bei Patienten mit hereditärer Pigmentdegeneration der Netzhaut dagegen entspricht sie der Empfindlichkeit der noch funktionsfähig gebliebenen Rezeptoren. Bei Patienten mit Nachtblindheit ist sie trotz der Dunkeladaptation mit der Empfindlichkeit des Tagesapparates identisch [21].

III. Objektive Perimetrie

Mit Hilfe der Pupillenlichtreflexe kann man einen vom Patienten angegebenen Defekt objektiv nachweisen. Das Prinzip der objektiven Perimetrie hat erstmals Harms (1949) angegeben. Die Methode wurde später auf Rezeptorenebene weiter abgesichert [10, 56, 159, 229]. Die pupillographische Perimetrie kann man am besten mit dem infrarot-reflexphotometrischen oder mit infrarotfernsehanalytischen Verfahren durchführen. Dazu muß man kleine umschriebene Netzhautareale entlang einem Meridian mit Licht reizen und die Lichtintensität für die erste registrierbare pupillomotorische Antwort bestimmen (pupillomotorische Schwelle). Das auf diese Weise gewonnene Profil der pupillomotorischen Erregbarkeit der Netzhaut ähnelt dem unter gleichen Bedingungen gewonnenen Profil der Lichtwahrnehmung. Bei Dunkeladaptation ist die pupillomotorische Erregbarkeit der Peripherie höher als die der Makula. Bei Helladaptation dagegen ist die Empfindlichkeit über die Makula am größten [10]. Der Abstand zwischen pupillomotorischer Erregbarkeit und Lichtwahrnehmung wird von der Adaptation der Netzhaut, sowie von der Reizfeldgröße bzw. Reizdauer bestimmt [8]. Unter allen

Adaptationsbedingungen läßt sich der blinde Fleck bei entsprechender Reizfeldgröße pupillomotorisch nachweisen (Abb. 18). Die pupillographische Perimetrie hat sich bisher als kritische Simulationsprobe in der Klinik besonders gut bewährt. Alle angegebenen Gesichtsfeldausfälle bis etwa 50° um die Makula (Abb. 19) können mit dieser Methode objektiviert werden.

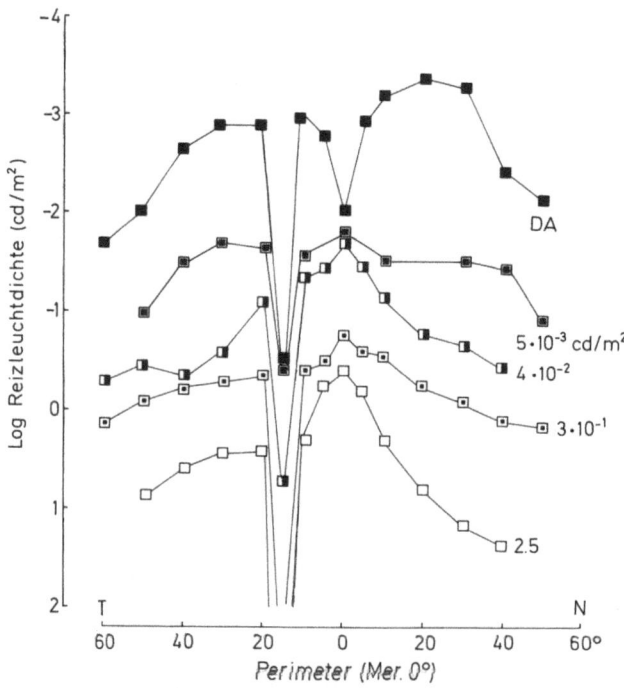

Abb. 18. Profil der pupillomotorischen Erregbarkeit der menschlichen Netzhaut bei verschiedener Adaptation entlang dem Meridian 0°. Jeweilige Adaptation neben den Kurven angegeben. (Nach Alexandridis 1971 [10])

Objektive Perimetrie

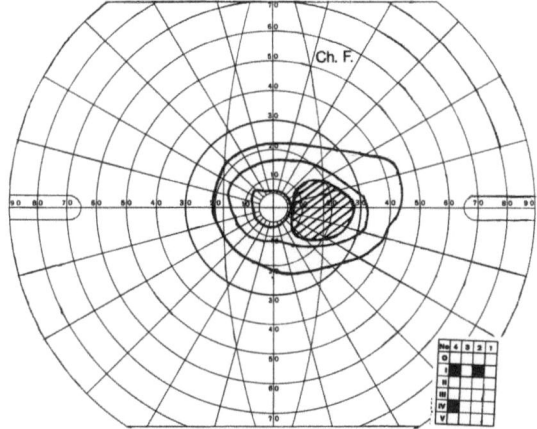

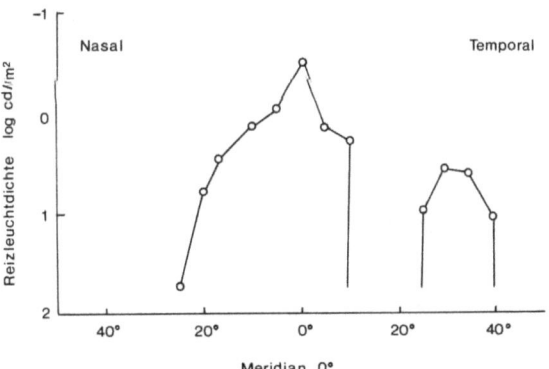

Abb. 19. Objektiver Nachweis einer angegebenen Gesichtsfeldeinschränkung und des vergrößerten blinden Fleckes (*oben*, Optikusatrophie) mit Hilfe der Pupillenlichtreflexe

KAPITEL 3
Pathologische Pupille

A. Entstellung der Pupille

In der Regel ist die Pupille etwas nach nasal verschoben und nicht selten geringfügig entrundet. Eine Reihe von Ursachen führen zu erheblichen Entstellungen der Pupille. Sie sollten vor jeder Untersuchung des Pupillenspiels ausgeschlossen werden.

I. Fehlbildungen und Anomalien der Iris

1. Korektopie

Die Pupille ist nach verschiedenen Richtungen, häufiger aber nach nasal unten, beidseitig und symmetrisch verlagert und entrundet (Abb. 20).

2. Mikrokorie

Sie ist sehr selten. Fehlen des M. dilatator pupillae bedingt eine extreme kongenitale Miose.

3. Kolobome

Sie treten isoliert oder in Kombination mit anderen Mißbildungen des Auges auf. Meist liegen sie nasal unten. Der Defekt ist am Pupillarrand breiter als an der Iriswurzel [192].

4. Kongenitale Aniridie

Fehlen der Iris ist in der Regel bilateral und wird häufig von Sekundärglaukom begleitet. Die Iris ist nur rudimentär vorhanden

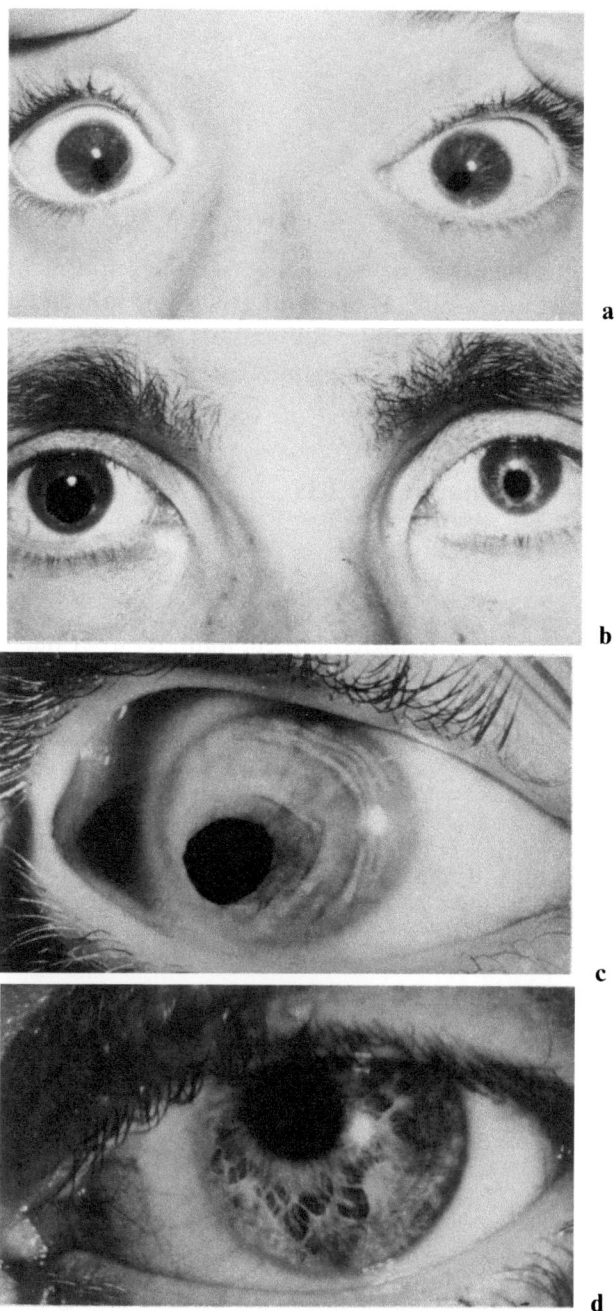

Abb. 20 a – d. Korektopie. **a** Nach nasal unten, **b** nach unten mit Anisokorie, **c** nach temporal unten, **d** nach nasal oben

und kann nur gonioskopisch gesehen werden. Häufig besteht eine Verbindung mit Wilms-Tumor und Skelettverformungen [181, 216].

5. Persistierende Pupillarmembran

An der Spaltlampe begegnet man ihr nicht selten. Manchmal ist sie auch mit bloßem Auge sichtbar. Sie kann auch im Rahmen von multiplen Fehlbildungen am Auge auftreten [66].

II. Progressive essentielle Irisatrophie

Im Rahmen der Atrophie des Irisstromas, die das Hauptmerkmal dieses Krankheitsbildes darstellt, wird die Pupille verlagert und entrundet (Abb. 21). Es entwickelt sich ein schwer beherrschbares sekundäres Winkelblock-Glaukom [74].

System-Erkrankungen wie Rieger-Syndrom oder Xeroderma pigmentosum können zum gleichen Krankheitsbild der Iris führen [23, 74, 146].

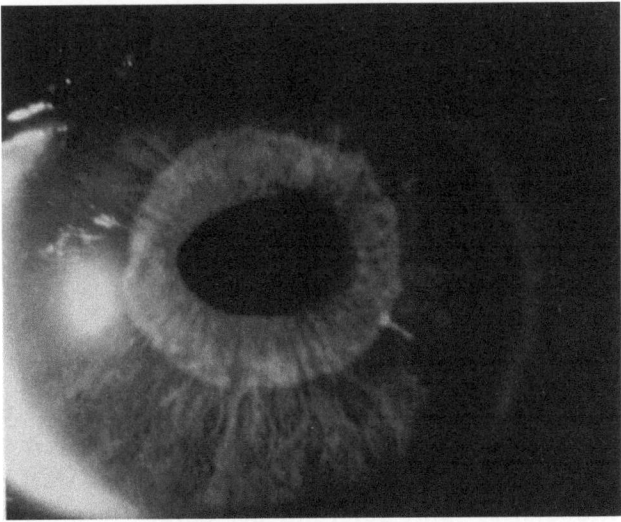

Abb. 21. Progressive essentielle Irisatrophie

In Labrador wird bei den Einwohnern europäischen Ursprungs sehr häufig eine wahrscheinlich erbliche Atrophie des M. sphincter pupillae mit Entrundung als Folge beobachtet [53].

III. Trauma

Kontusion des Augapfels führt zu verschiedenartigen Verletzungen der Iris und dadurch zur Entrundung der Pupille.

1. Pupillarsaum- und Sphinkterrisse

Sie können einzeln oder multipel sein (Abb. 22). Traumatische Mydriasis und Störung oder Ausfall der Pupillenlichtreflexe bleiben öfters permanent. Trotz multipler Sphinkterrisse kann aber die Pupille ihre Funktion wieder aufnehmen.

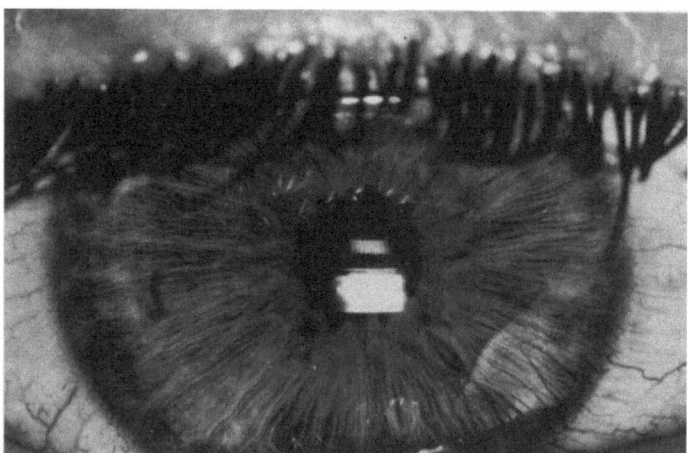

Abb. 22. Multiple Pupillarsaumrisse nach Kontusion des Augapfels

2. Iridodialyse

Kleine Iridodialyse (Iriswurzelabriß) kann zur D-förmigen Entrundung der Pupille führen. Die Reaktionsfähigkeit der Iris ist im Bereich der Pupille mit dem größten Radius stärker gestört. Große Iridodialyse führt aufgrund der daraus resultierenden Doppelpupille zur monokularen Diplopie.

Iridodialyse

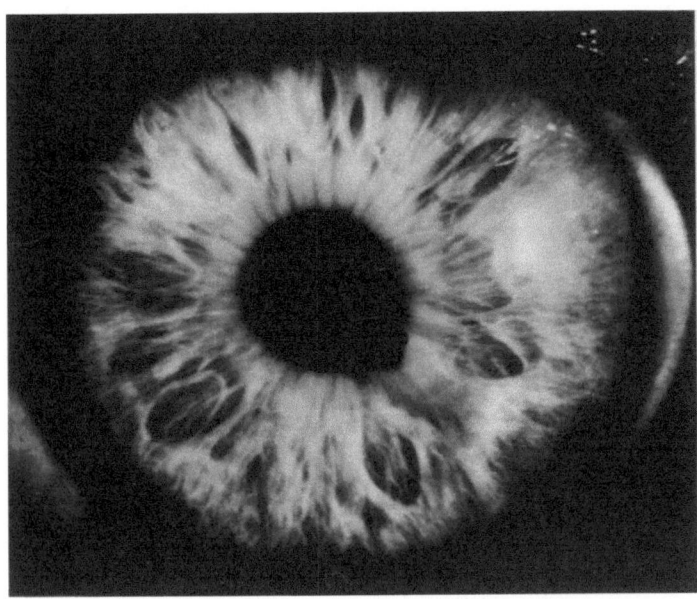

Abb. 23. Entrundung der Pupille durch Iristumor

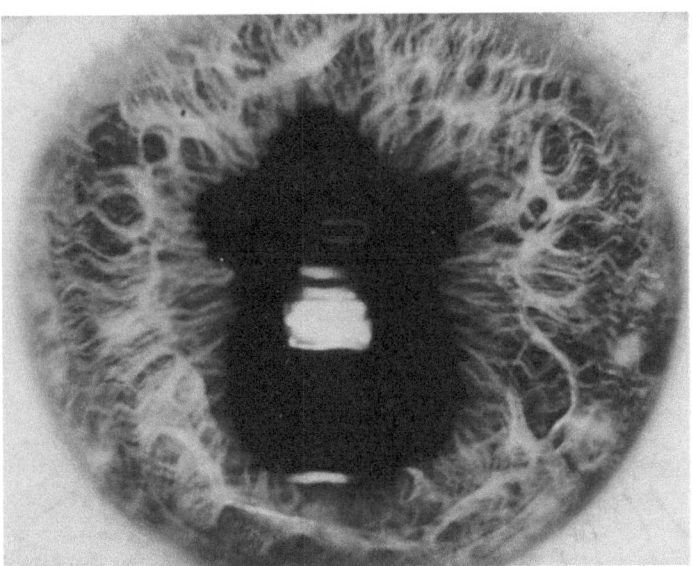

Abb. 24. Kleeblattpupille durch hintere Synechien

3. Traumatische Aniridie

Totales Fehlen der Iris nach Trauma entsteht durch zirkulären Iriswurzelabriß manchmal in Kombination mit Limbusruptur.

IV. Iristumoren

Stromatumoren der Iris führen zum Ectropium uveae und Entrundung der Pupille (Abb. 23).

V. Entzündliche Erkrankungen der Iris

Die Entrundung der Pupille im Rahmen einer Iritis resultiert durch hintere Synechien (Abb. 24). Die Reaktionsfähigkeit der Iris ist entsprechend reduziert.

B. Pupillenstörungen bei neuroopthalmologischen Erkrankungen

Je nach Lokalisation des Krankheitsprozesses lassen sich die Störungen der Pupillenlichtreflexe in 3 Gruppen einordnen:
- Störungen bei Erkrankungen im Bereich der afferenten Leitungsbahn der Pupille,
- Störungen bei Erkrankungen im Mittelhirn (im Bereich des Tractus praetecto-oculomotorius),
- Störungen bei Erkrankungen im Bereich der efferenten Leitungsbahnen der Pupille.

I. Erkrankungen im Bereich der afferenten Pupillenbahn
(Tabelle 4)

Tabelle 4. Pupillenstörungen bei Erkrankungen der Afferenz

Netzhauterkrankungen Optikuserkrankungen	Partielle Leitungsunterbrechung (Pupillenlichtreflex dem Funktionsausfall entsprechend reduziert)
	Totale Leitungsunterbrechung (amaurotische Pupillenstarre)
Chiasmaerkrankungen Traktuserkrankungen	Hemianopische Pupillenstarre

1. Ausfall der Netzhautfunktion

Ausfall der Netzhautfunktion führt zur Störung des direkten phasischen Pupillenlichtreflexes. Konsensuell bleibt der Pupillenlichtreflex normal. Aus diesem Grund läßt sich kein Unterschied zwischen der Pupillenweite beider Augen erkennen, *Isokorie*. Das Ausmaß der Störung des Pupillenlichtreflexes entspricht dem

Ausmaß des Funktionsausfalls der Netzhaut. Nach Restitution der Netzhautfunktion erholt sich der Pupillenlichtreflex wieder [14, 55]. Totale Erblindung des Auges führt zur *amaurotischen Pupillenstarre*.

2. Optikuserkrankungen

Die Störung des Pupillenlichtreflexes entspricht dem Ausmaß der Leitungsunterbrechung durch die Erkrankung des Sehnerven [89, 156]. Wie bei den Netzhauterkrankungen betrifft die Störung nur den direkten Pupillenlichtreflex. Konsensuell kann der Reflex ausgelöst werden. Totale Unterbrechung der Leitung wie z. B. eine Optikusdurchschneidung führt zur *amaurotischen Pupillenstarre*. Nicht bei allen Erkrankungen des Optikus ist der Pupillenlichtreflex gleichmäßig gestört. Bei frischer Stauungspapille bleibt die Pupille normal. Bei entzündlichen Erkrankungen des Optikus ist sie dagegen erheblich gestört. Bei Optikuserkrankungen vaskulärer Natur ist die Störung am Anfang relativ gering, sie nimmt aber mit dem Beginn der Optikusatrophie rapide zu. Der Grund der unterschiedlichen Pupillenstörung bei den verschiedenen Optikuserkrankungen liegt in der Strukturveränderung am Sehnerv. Bei der Stauungspapille handelt es sich – zumindest im Primärstadium – lediglich um eine Schwellung durch Transsudat; eine Strukturveränderung bzw. eine primäre Axonschädigung findet nicht statt. Bei den anderen Optikopathien dagegen handelt es sich um verschiedene Optikusprozesse mit primärer Axonschädigung [192]. Es bestehen entweder nekrotische Liquäfaktion der Glia und Nervenfasern (ischämische Optikopathie) oder eine Inflammation der Nervenfasern einschließlich Markscheiden, Axonen und Glia (retrobulbäre Neuritis und Papillitis), oder Parenchymverlust mit Gliaproliferation (Optikusatrophie) [29, 81, 117, 118, 119, 120, 266]. Die unterschiedliche Pathogenese der Optikopathien führt zu unterschiedlicher Leitungsstörung. Dadurch ergibt sich eine gute differentialdiagnostische Untersuchungsmöglichkeit mit Hilfe der Pupillenlichtreflexe. Nach Einsetzen der Optikusatrophie ist die Störung der Pupille allein von dem Umfang und Lokalisation der Atrophie abhängig.

3. Erkrankungen im Bereich des Chiasma und Tractus opticus

Bei Routineuntersuchungen lassen sich bei Läsionen im Bereich des Chiasma und des Tractus opticus in der Regel keine Unterschiede im Verhalten der Pupille zwischen beiden Augen erkennen. Sehr selten kann jedoch eine relative Reflexstörung der Pupille auf der kontralateralen Seite der Traktusunterbrechung beobachtet werden [40]. Schon Behr (1924) berichtete über solche Fälle. Als Grund dafür wird die stärkere Beeinflussung der Pupillomotorik durch die nasale Netzhaut [232] evtl. durch stärkere Vertretung der nasalen Netzhaut im ipsilateralen pupillomotorischen Kern [263] angenommen.

Die homonyme Hämianopsie bedingt durch Läsionen im Chiasma und Tractus opticus kann durch umschriebene Reizung der Netzhaut mit kleinen Lichtmarken pupillographisch objektiviert werden, *hämianopische Pupillenstarre* (s. Kapitel 2, Abschnitt B).

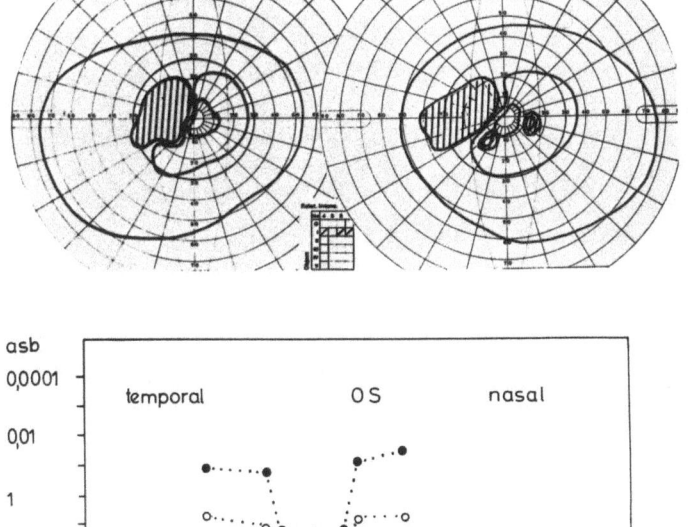

Abb. 25. Pupilloperimetrie bei Erkrankungen der oberen Sehbahn. Ausfall der pupillomotorischen Empfindlichkeit im Bereich der homonymen Parazentralskotomen bei umschriebenem Okzipitalinfarkt. (Nach Reuther et al. 1981 [207])

4. Erkrankungen im Bereich der oberen Sehbahn

Die klassische Vorstellung, wonach Läsionen oberhalb des Corpus geniculatum laterale für die Pupillenlichtreflexe ohne Belang bleiben [261] kann heute nicht mehr vertreten werden. Bei Sehrindenverletzten [69, 112, 113, 114, 115] bei Okzipitalhirnverletzungen [140], bei Infarkten der Arteria cerebri posterior mit – computertomographisch gesicherten – Läsionen im Okzipitalbereich [19, 206], wurde Störung der pupillomotorischen Empfindlichkeit im Bereich der Gesichtsfeldausfälle festgestellt. Sogar umschriebene Okzipitalinfarkte mit homonymen Parazentralskotomen führen zu erheblicher Reduzierung der pupillomotorischen Empfindlichkeit im ausgefallenen Gesichtsfeldgebiet (Abb. 25).

II. Untersuchung und Differentialdiagnose der afferenten Pupillenstörungen

Vermutet man eine Störung der afferenten Leitungsbahn auf der einen Seite, so vergleicht man das Verhalten des phasischen Pupillenlichtreflexes beider Augen. Die Pupillengröße ist bei Leitungsstörungen der afferenten Bahn beidseits gleich, *Isokorie*.

1. Marcus-Gunn-Phänomen

Handelt es sich um eine totale oder um eine ausgeprägte Leitungsunterbrechung, so genügt die Prüfung des *Marcus-Gunn-Phänomens* [139]. Unter Tageshelligkeitsbedingungen deckt man mit der Hand abwechselnd das kranke und das gesunde Auge ab (Abb. 26). Beim Abdecken des gesunden Auges erweitern sich beide Pupillen sofort, da von der kranken Seite her nur ein stark reduzierter Impulsstrom in den Regelkreis der Pupillomotorik eingespeist wird. Beim Abdecken des kranken Auges verengern sich beide Pupillen wieder. Bei einseitigem ausgeprägtem Zentralskotom ist das Marcus-Gunn-Phänomen besonders deutlich, weil bei Helladaptation, wie z.B. in einem Untersuchungsraum in der Praxis, oder in der Ambulanz einer Klinik, die wesentlichen pupillomotorischen Impulse von den zentralen Gesichtsfeldan-

Marcus-Gunn-Phänomen

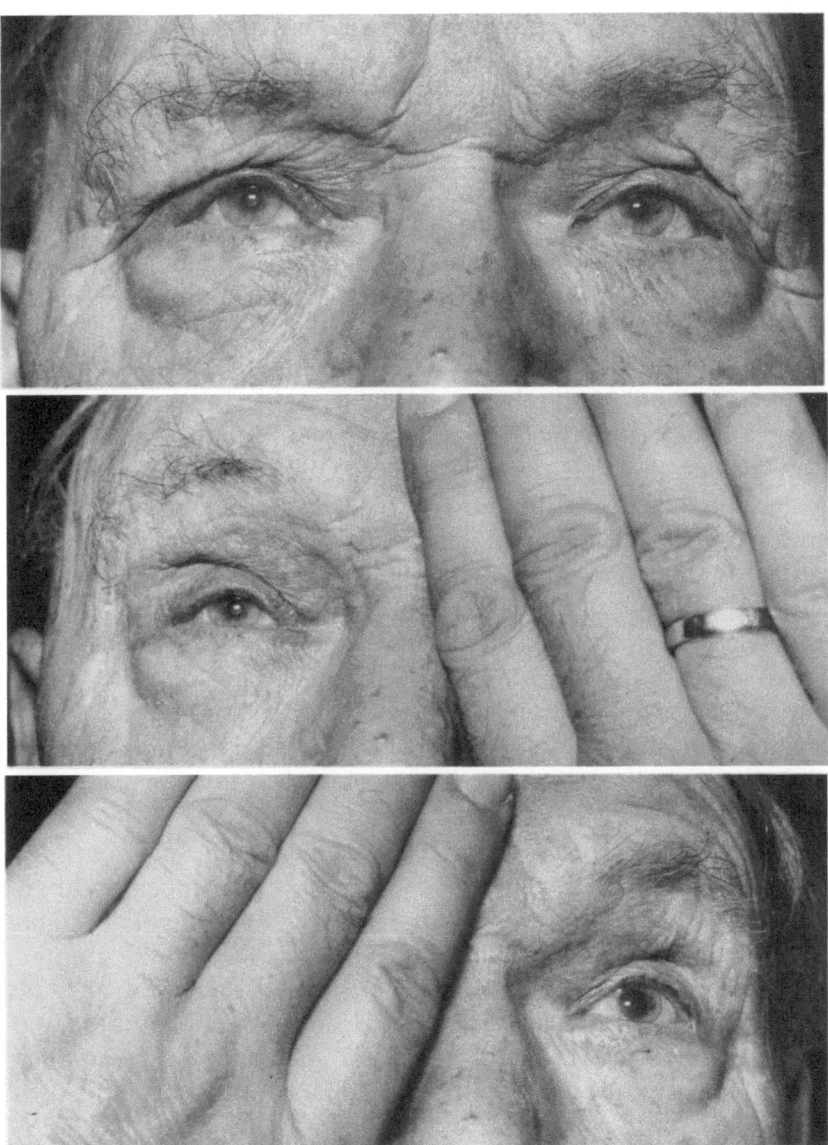

Abb. 26. Prüfung des Marcus-Gunn-Phänomens. Beim Abdecken des gesunden Auges erweitern sich beide Pupillen sofort. *Rechts* Katarakt mit intakter Afferenz, *links* Optikusatrophie

teilen ausgehen. Der Extremfall des Marcus-Gunn-Phänomens ist die *amaurotische Pupillenstarre*. Da Netzhautveränderungen, die zu einem großen Zentralskotom führen, leicht erkennbar sind, hat die Prüfung des Marcus-Gunn-Phänomens nur bei Verdacht auf Optikuserkrankungen einen besonderen diagnostischen Sinn. Hier ist das Phänomen auch besonders ausgeprägt.

2. Swinging-Flashlight-Test

Noch empfindlicher als das Marcus-Gunn-Phänomen ist der *Swinging-Flashlight-Test* [147], wenn man gerade beginnende afferente Pupillenreflexstörungen prüfen will. Hierzu beleuchtet man mit einem Lämpchen zunächst das intakte Auge exzentrisch für etwa 5 s und schlägt dann den Lichtstrahl auf das andere Auge über. Das Auge mit voller Sehleistung verursacht eine Verengerung beider Pupillen. Beim Wechseln des Lichtstrahles auf das schlechter sehende Auge erweitern sich beide Pupillen sofort etwas. Beim Wiederzurückschwingen des Lämpchens auf das gesunde Auge werden beide Pupillen erneut etwas enger usw. (Abb. 27). Beim Verdacht auf eine retrobulbäre Neuritis ist das eine sehr zu empfehlende, einfache Untersuchungsmethode in der Praxis. Wichtig ist hier, daß der Patient nicht auf die Lichtquelle blickt, um jeden Akkommodationsanreiz zu vermeiden. Die Belichtung von einem Punkt weit außerhalb der Blicklinie ist auch deshalb sinnvoll, weil dadurch ein schwaches homogenes Streulicht auf das Netzhautzentrum wirksam wird, der Untersucher aber die Pupille trotzdem gut beobachten kann. Im Gegensatz zum Marcus-Gunn-Phänomen sollte dieser Test im etwas abgedunkelten Raum stattfinden. Mit Hilfe des Swinging Flashlight-Testes kann man eine Stauungspapille von einer Papillitis unterscheiden, wenn die Funktionsangaben des Patienten für die Differentialdiagnose nicht ausreichend sind. Vor allem aber kann man bei einem angeblichen Zentralskotom mit sonst normalem Augenhintergrundsbefund eine retrobulbäre Neuritis ausschließen oder bestätigen.

3. Prüfung der Oszillationsperiode der Pupille (Pupil Cycle Time)

Man mißt die Dauer der *Oszillationsperiode der Pupille* bei Fokusierung eines kleinen Lichtbündels, z. B. mit der Spaltlampe,

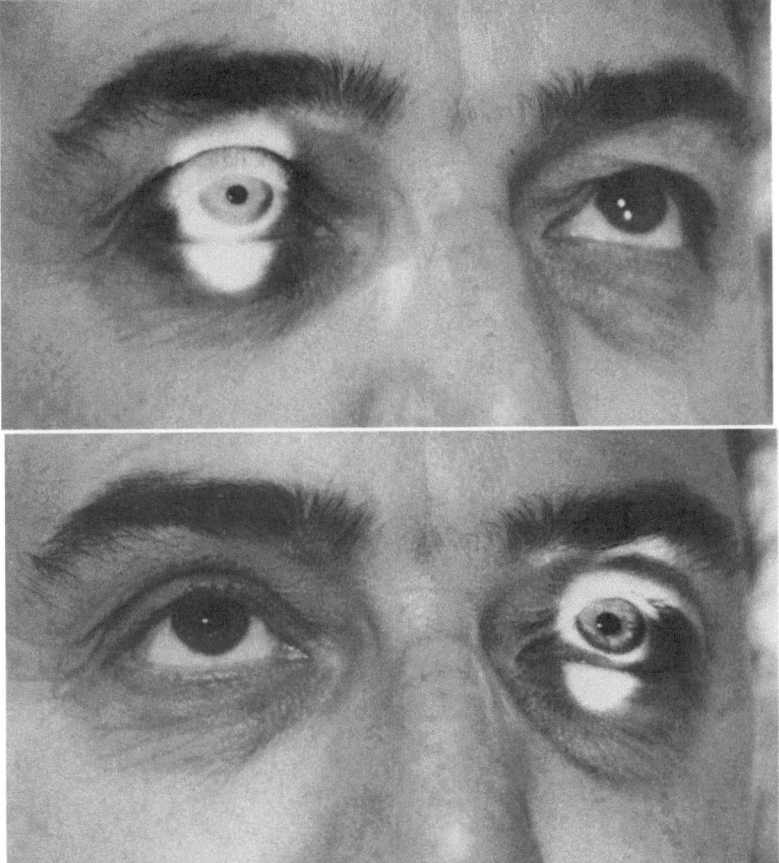

Abb. 27. Swinging-Flashlight-Test. Pupillenerweiterung beim Wechsel des Lichtstrahles auf das schlechter sehende Auge

auf dem Pupillarrand. Mit Hilfe einer Stoppuhr wird die notwendige Zeit für 100 Oszillationen gemessen und der Mittelwert errechnet. Die Dauer der Oszillationsperiode soll bei Erkrankungen des Optikus, sowie bei Optikuskompressionen verlängert sein [182, 259]. Es gibt auch Befunde, die diesen Angaben widersprechen [252]. Nach langdauernder Belichtung des Auges bei Optikusneuritis sollen die Pupillenoszillationen allmählich kleiner werden, bis sie am Ende ausbleiben.

Barbiturate bzw. Benzodiazepine führen zur Verlängerung der Oszillationsperiode [218].

4. Prüfung der Latenz der Pupillenlichtreflexe

Geringe Funktionsstörungen kann man durch Prüfung der Latenz der Pupillenlichtreflexe objektivieren. Man mißt den Zeitabstand zwischen Beginn des Lichtreizes und Beginn der Pupillenverengerung [12, 28, 89, 156, 186, 244]. Offenbar führt besonders ein Entzündungsprozeß z. B. retrobulbäre Neuritis zu einer Verlangsamung der Leitungsgeschwindigkeit im Optikus (Abb. 28). Auch nach Abheilung des Schubes und vollständiger Besserung der Sehbeschwerden, bleibt eine Störung der Latenz der Pupillenlichtreflexe, ähnlich wie bei den visuell evozierten kortikalen Potentialen (VECP), erhalten [16, 87]. Zur Registrierung der Latenz des Pupillenlichtreflexes braucht man die Methode der Pupillographie, d.h. die fortlaufende Registrierung des Pupillenspiels (s. Kapitel 2).

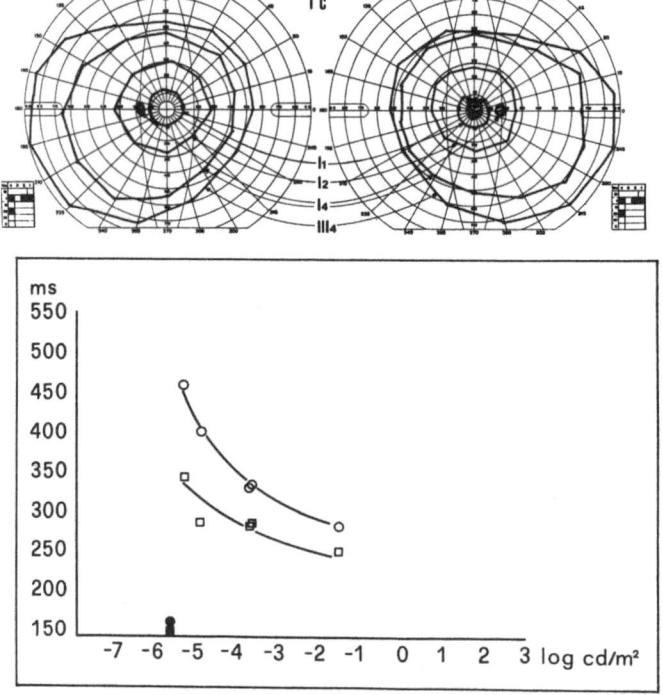

Abb. 28. Latenz der Pupillenlichtreflexe bei retrobulbärer Neuritis. *Oben:* Relatives Zentralskotom rechts. *Unten:* Latenz des erkrankten (□) und des gesunden Auges (○) in Abhängigkeit von der Reizleuchtdichte. Die Symbole auf der Abszisse zeichnen die sensorischen Schwellen beider Augen. (Nach Alexandridis et al. 1981 [12])

III. Erkrankungen im Mittelhirn
(im Bereich des Tractus praetecto-oculomotorius)

1. Tumoren

Pinealome, sowie Astrozytome und Meningiome im Vierhügelgebiet führen zur beidseitigen Pupillenerweiterung mit Ausfall der Pupillenlichtreflexe [217]. Die Akkommodations-Konvergenz-Synkinese jedoch bleibt intakt. Aufgrund der erweiterten Pupille läßt sich die Verengerung bei Naheinstellung meist leicht erkennen. Dieses Zeichen bedeutet eine Unterbrechung der Neuronen zwischen Nucleus praetectalis und Edinger-Westphal-Kerne. Erweiterte Pupillen mit Verlust des Pupillenlichtreflexes können das erste Zeichen z.B. eines Pineal-Tumors darstellen, das dann mit dem vollen Bild eines Parinaud-Syndroms endet, d.h. neben Pupillenstörungen, vertikale Blickparese, Akkommodationsschwäche und Konvergenz-Retraktions-Nystagmus beim Blick nach oben.

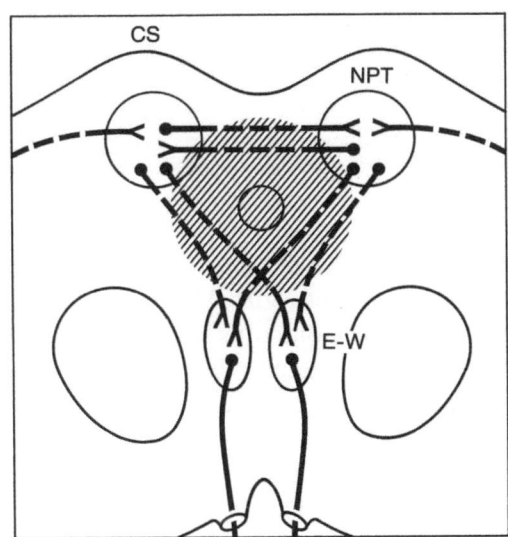

Abb. 29. Wahrscheinlicher Bereich der Läsion im Mittelhirn (gestrichelt) bei Argyll-Robertson-Pupille. *CS* Colliculus superior, *NPT* Nucleus praetectalis, *E-W* Edinger-Westphal-Kerne

2. Tabes, Argyll-Robertson-Pupille

Als Ätiologie der Argyll-Robertson-Pupille kommt hauptsächlich die Neurosyphillis in Betracht. Selten kann auch Diabetes, multiple Sklerose, Enzephalitis oder ein Tumor die Ursache sein [39]. Die Läsion sitzt wahrscheinlich im Bereich des Aquäductus sylvii (Abb. 29) und führt zur Unterbrechung der prätektalen Lichtreflexfasern und der supranukleären Hemmungsfasern des Edinger-Westphal-Kerns [257]. Die Pupille ist spastisch eng und entrundet (Abb. 30). Nur durch die Unterbrechung der supranukleären

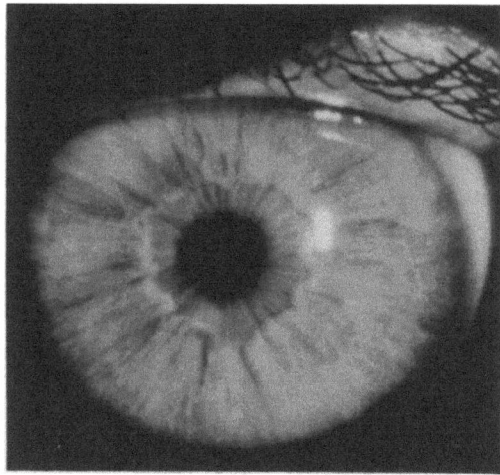

Abb. 30. Spastisch-miotische Pupille bei Tabes (Argyll-Robertson-Pupille)

Hemmung kann die *spastisch-miotische Pupille* erklärt werden. Die kortikalen Fasern zur Akkommodation werden nicht gestört, da sie über den Colliculus superior zum Okulomotoriuskern geleitet werden. Aus diesem Grunde bleibt die Akkommodations-Konvergenz-Synkinese intakt (Tabelle 5).

Es gibt auch andere Ursachen, die zu einer *spastisch-miotischen Pupille* führen, wie z.B. Arteriosklerose, degenerative Hirnerkrankungen, Alkoholismus, myotonische Dystrophie [247, 257]. Im Unterschied zur Argyll-Robertson-Pupille ist hier die Akkommodation-Konvergenz-Synkinese gestört. Daraus kann man entnehmen, daß die Lokalisation der Läsion bei diesen Erkrankungen eine andere sein muß.

Störungen im Bereich der parasympathischen Pupillenfasern

Tabelle 5. Pupillenstörungen bei Erkrankungen im Bereich des Tractus praetecto-oculomotorius

Vierhügeltumoren Pinealome	Pupille mittelweit bis weit, meist einseitig	Lichtreflexe gestört Akk.-Konv.-Synkinese intakt
Neurosyphilis (Argyll-Robertson-Pupille)	Pupille eng, meist beidseitig	

IV. Erkrankungen im Bereich der efferenten Pupillenbahnen

Alle Störungen im Berich der efferenten Pupillenreflexbahnen sind durch *Anisokorie* gekennzeichnet (Tabelle 6). Nicht jede Anisokorie jedoch hat eine pathologische Bedeutung (s. Kapitel 1, Abschnitt B).

1. Störungen im Bereich der parasympathischen Pupillenfasern

Je nach Ausmaß der Unterbrechung kann die Störung des Pupillenspiels total oder partiell sein. Bei totalem Ausfall spricht man von *absoluter Pupillenstarre*. Man unterscheidet zwischen präganglionärer (1. Neuron) und postganglionärer (2. Neuron) Lokalisation der störenden Läsion (Tabelle 7).

Tabelle 6. Isokorie – Anisokorie

Isokorie	Afferente Leitungsstörungen	
Anisokorie	Mittelhirnerkrankungen (Tractus praetecto-oculomotorius)	Parasympathikus
	Efferente Leitungsstörungen	
	Pupillenmuskelstörungen	Sympathikus

Tabelle 7. Pupillenstörungen bei Erkrankungen der Efferenz

Parasympathikus	1. Neuron	Partielle Leitungsunterbrechung
	2. Neuron (Pupillotonie)	Totale Leitungsunterbrechung (absolute Pupillenstarre)
Sympathikus	Reizung (Reizmydriasis, selten)	
	Unterbrechung 1. Neuron 2. Neuron 3. Neuron	Miosis-Ptosis-Enophthalmus (Horner-Syndrom)

a) Präganglionäre Störungen

Die pupillomotorischen Fasern finden sich im dorsomedialen Bereich des N. oculomotorius [138, 242] und werden deswegen bei Kompressionen frühzeitig getroffen [39, 217]. Transtentoriale Hernien, subdurale Hämatome oder Aneurismen der A. comm. posterior führen frühzeitig zu Pupillenerweiterung mit Ausfall oder Störung der Pupillenreflexe [39, 199, 241]. Auch die Akkommodation wird frühzeitig gestört. Aus den gleichen Gründen kann auch eine basale Meningitis (Tbc. oder Sy.) zu einer isolierten Ophthalmoplegia interna führen. Isolierte Ophtahlmoplegia interna bei Aneurisma der A. comm. posterior ist äußerst selten [195]. Im allgemeinen wird eine Störung des Pupillenlichtreflexes bedingt durch Läsion im 1. Neuronbereich von anderen Störungen im Innervationsgebiet des Okulomotorius begleitet sein. Als Ursache dieser Störungen kommen außer den oben genannten transtentorialen Hernien, Aneurismen und subduralen Hämatomen, Infektionen, Tumoren, Traumen, Intoxikationen usw. in Frage. Bei transtentorialen Hernien wird manchmal zunächst nur die kontralaterale Pupille befallen. Nach Vergrößerung der Hernie tritt die Pupillenstörung auch auf der ipsilateralen Seite ein [177]. Intrakranielle Gefäßprozesse – hypertonische zerebrale Hämorrhagien, epidurale Hämorrhagien, Zerebralinfarkte, usw. – können manchmal auf der ipsilateralen Seite einer Läsion zunächst nur eine Entrundung der Pupille bewirken. Erst bei Verschlechterung des Zustandes des Patienten erscheint das Vollbild der *mydriatischen starren Pupille* [88]. Ischämische Läsionen des Okulomotorius wie z. B. bei Diabetes, betreffen selten die pupillomotorischen Fasern. Bei Läsionen des Sinus cavernosus kann die Pupille trotz erheblicher Störung der Pupillenlichtreflexe u. U., aufgrund der gleichzeitigen Störung des Sympathikus, mittelweit oder sogar eng sein.

Pupillenstörungen nach Schädel-Hirnverletzungen

Der Pupillenbeobachtung nach einer Schädel-Hirnverletzung fällt eine besondere Bedeutung zu. Jedoch muß das Pupillenverhalten immer in Kombination mit anderen Befunden z. B. der Atmung, des Kreislaufes, des Blutdruckes, der Bewußtseinslage des Patienten usw. gewertet werden [180]. Einseitige mydriatische Pupillenstarre kommt meist durch Kompression des Okulomotorius, infolge transtentorialer Hernien zustande [45, 241]. Dieses Pupillenverhalten ist bei sub- und epiduralen Hämatomen sehr häufig vorhanden und zeigt meist die Seite der Kompression [175, 176, 180]. Koma und starre Pupille bedeuten erhebliche Verschlechterung der Prognose. Sehr selten wird nach Schädel-Hirnverletzungen bilaterale Miosis, wahrscheinlich durch Ausfall der supranukleären Hemmung beobachtet. Verletzungsfolgen im Ponsgebiet sollten in solchen Fällen ausgeschlossen werden [45].

b) Postganglionäre Störungen

Pupillotonie, Adie-Syndrom

Störungen im postganglionären Bereich führen zum bekannten Bild der *Pupillotonie*. Sie tritt häufiger bei Frauen als bei Männern auf. Etwa ⅔ der Pupillotonien sind einseitig [142, 223]. Bei normalen Tagesbedingungen ist die tonische Pupille weiter als die kontralaterale normale Pupille. Die Pupillenlichtreflexe sind völlig aufgehoben, oder die Pupille verengt sich nach langer Belichtung träge und unausgiebig, mit wurmartiger Bewegung eines Teils des Sphinkters. Die wurmartige Bewegung, die zur Entrundung der Pupille führt, ist jedoch nicht pathognomonisch; sie kann auch nach einer Kontusion des Bulbus beobachtet werden. Die Konvergenzreaktion der tonischen Pupille ist ergiebiger mit überschießendem Ausmaß [142], jedoch ebenfalls träge und langsam. Noch langsamer ist die Wiedererweiterung der Pupille beim Blick in die Ferne. Sie beginnt meist nicht sofort. Die Pupillotonie ist durch eine Läsion im peripheren parasympathischen Neuron bedingt. Man nimmt an, daß es sich um einen mehr oder weniger weitreichenden Ausfall des Ganglion ciliare handelt [116, 123, 210]. Die Überempfindlichkeit der tonischen Pupille auf cholinerge Substanzen, die man örtlich am Auge appliziert, sprechen dafür. Das Krankheitsbild wird als *Ganglionitis ciliaris acuta* bezeichnet. Nach Infekten, chronischen Tonsilliden, Nasennebenhöhlenentzündungen, oder nach Extraktionen beherdeter Zähne, tritt eine interne Ophthalmoplegie ein. Im Laufe der Zeit zeigt die Akkommodationsparese eine bessere Heilungstendenz, während die Pupillenreaktion bei diesen Patienten sich nur sehr zögernd bessert. Der Grund dafür ist, daß 90% der Nervenfasern, die aus dem Ganglion ciliare entspringen, den Corpus ciliaris und nur 3% davon den M. Sphincter pupillae versorgen [123, 210]. Auf diese Weise entwickelt sich aus einer internen Ophthalmoplegie eine Pupillotonie. Als Ursache einer Ganglionitis werden auch Virusinfektionen oder Syphillis angegeben [123]. Es empfiehlt sich daher, bei eindeutiger Pupillotonie, auch die serologischen Tests zum Ausschluß einer Syphillis zu veranlassen. Die Pupillotonie, die durch Ciliarganglionitis oder durch Verletzung des Ciliarganglions bedingt ist, läßt sich von einer zufällig entdeckten Pupillotonie ohne erkennbare Ursache nicht unterscheiden.

Adie-Syndrom. Unter Adie-Syndrom wird idiopathische Pupillotonie – d.h. Pupillotonie ohne nachgewiesene Ursache der Ciliarganglionitis – und tiefe Tendonreflex-Störungen verstanden. In seltenen Fällen wird neben Pupillotonie und Tendonreflexstörungen auch segmentale Hypohydrose (Ross-Syndrom) beschrieben [121, 167, 197, 214]. Entgegen klassischen Vorstellungen betreffen die Reflexstörungen nicht nur die unteren, sondern auch die oberen Extremitäten [246]. Man geht davon aus, daß auch die idopathische Pupillotonie ohne Tendonreflex-Störungen zum gleichen Krankheitsbild gehört. Aus diesem Grunde werden in der amerikanischen Literatur alle idiopathischen Pupillotoniefälle als Adie-Syndrom aufgeführt, unabhängig davon, ob Reflexstörungen der Extremitäten vorliegen oder nicht. Nach Loewenfeld et al. (1967) ist die einseitige Pupillotonie bei 11% der Patienten lediglich ein Symptom eines komplexen Krankheitsbildes. Bei zweiseitiger Pupillotonie liegt diese Häufigkeit bei 60%. Beidseitige Pupillotonie mit Akkommodationsstörungen wird bei neuraler Muskelatrophie Charcot-Marie-Tooth häufig beobachtet [58, 136].

Störungen im Bereich des Sympathikus

Störungen im M. sphincter pupillae

Kongenitale Sphinkterstörungen sind sehr selten. Sie führen zur Anisokorie und Pupillenlichtreflexstörungen unterschiedlichen Grades. Eine Kontusion des Bulbus als Ursache einer einseitigen Mydriasis mit Reflexausfall, sowie eine Kontamination mit pupillenwirksamen Mitteln müssen immer ausgeschlossen werden.

Aufgrund der Hyposensitivität der cholinergen Rezeptoren werden bei Myastenia gravis relative Pupillenstörungen beobachtet [265].

2. Störungen im Bereich des Sympathikus

a) Unterbrechung des Sympathikus, Horner-Syndrom

Unterbrechung der sympathischen Innervation führt im Rahmen eines Horner-Syndroms zur paralytischen Miosis auf der gleichen Seite. Direkte und konsensuelle Lichtreflexe, sowie die Naheinstellungsreaktion der Pupille, bleiben normal. Die Trias: Miosis, leichte Ptosis und Enophthalmus machen die Diagnose auf den ersten Blick möglich (Abb. 31). Zur Lidspaltenverengung und Ptosis führt die Parese des ebenfalls glatten Müllerschen M. orbitalis. Mit dem M. dilatator pupillae werden auch diese beiden

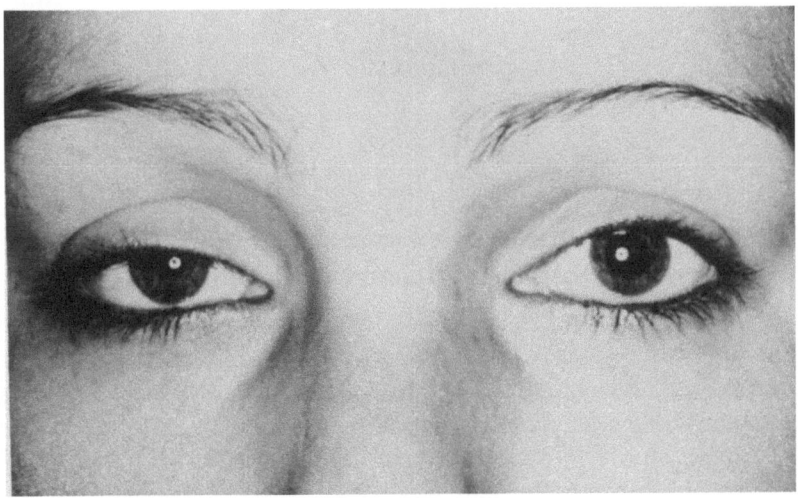

Abb. 31. Horner-Syndrom. Miosis, Ptosis, Enophthalmus

glatten Muskeln vom gleichen Halssympathikus innerviert (Abb. 3). Andere begleitende Zeichen einer Sympathikusunterbrechung sind: Gefäßerweiterung der Bindehaut und der ipsilateralen Gesichtshälfte, Hypohydrose und – bei jugendlichen Patienten – Heterochromie der Iris (Fuchs).

Als Ursache sympathischer Leitungsunterbrechungen kommen sehr vielartige Prozeße in Frage: Tumoren, Infektionen, Traumen von unterschiedlicher Lokalisation in allen 3 Neuronenbereichen. Herpes zoster oder Entzündungen im Bereich des Sinus cavernosus können ebenfalls zum Horner-Syndrom führen [129, 133]. Kongenitales Horner-Syndrom macht etwa 10% der Fälle aus. Liegt die Läsion zentral oder im präganglionären Bereich, d.h. im Bereich des 1. und 2. Neurons des Sympathikus, so ist die Wahrscheinlichkeit einer malignen Veränderung sehr hoch. Etwa die Hälfte der Läsionen im präganglionären Bereich sind maligne Tumoren [98, 101, 109]. Wenn es sich um eine postganglionäre Läsion handelt, dann ist der Krankheitsprozeß sehr wahrscheinlich vaskulärer Natur. Sehr häufig leiden diese Patienten an Histaminkopfschmerzen, *cluster headaches* [86], oder es sind die halbseitig auftretenden Kopfschmerzattacken, Teilsymptom eines Readerschen Paratrigeminal-Syndroms [71, 109].

b) Reizung des Sympathikus

Lidspalten- und Pupillenerweiterung durch Sympathikusreizung – umgekehrtes Horner-Syndrom – sind sehr selten [39, 257]. Meist liegt eine apikale Lungenentzündung vor. Die Pupillenlichtreflexe bleiben normal.

V. Pharmakodynamische Untersuchungen zur Differentialdiagnose efferenter Pupillenstörungen

Hat der Patient eine Anisokorie, so handelt es sich meist um eine Störung im Bereich der efferenten pupillomotorischen Bahnen (Tabelle 7).

Zu Beginn der Untersuchung sollte man in der Praxis als erstes das starke Licht im Untersuchungsraum abschalten. Dadurch wird die Anisokorie entweder größer, d.h. die weite Pupille wird noch weiter, oder wird die Anisokorie kleiner, d.h. die kleine Pupille wird größer. Im ersten Fall sucht man den Fehler bei der kleinen, im zweiten bei der großen Pupille.

Anschließend prüft man die Pupillenlichtreflexe. In der Praxis eignet sich die Spaltlampe sehr gut dafür. Entweder reagieren beide Pupillen prompt, oder aber reagiert die eine oder die andere Pupille träge oder überhaupt nicht. Wenn eine der beiden Pupillen auf Licht pathologisch reagiert, prüft man den Akkommodations-Konvergenz-Reflex der Pupille. Entweder tritt die Pupillenverengerung sofort ein, oder sie ist pathologisch (Abb. 32).

Weite Pupille ist pathologisch

Nehmen wir an, daß die weite Pupille sowohl auf Licht, als auch während der Akkommodation nicht, oder sehr träge reagiert. In diesem Fall handelt es sich um eine Störung des Parasympathikus, einschließlich der Irismuskulatur. Die nächste Frage wäre: In welchem Neuronbereich liegt die Störung? Zur Beantwortung dieser Frage benötigt man einen pharmakodynamischen Test:

Pilocarpin-Test

Zunächst tropft man auf beiden Seiten Pilocarpin 0,25% ein. Normalerweise führt eine solche Konzentration zu keiner sichtbaren Veränderung der Pupille. Wird die Pupille auf der erkrankten Seite jedoch deutlich enger, dann bedeutet dies eine Denervierungs-Überempfindlichkeit des Muskelrezeptors. Die Läsion liegt danach im postganglionären Bereich, d.h. es handelt sich um eine Pupillotonie. Bleibt die Pupille unverändert, so liegt die Störung entweder im 1. Neuron des Okulomotorius, oder in der Irismuskulatur. Um dies herauszufinden, tropft man nun wieder beidseits Pilocarpin, jedoch dieses Mal 1%-ige Lösung. Wird nun die Pupille auf der erkrankten Seite gleich eng, wie auf der anderen Seite, dann handelt es sich um eine Störung im 1. Neuron des Okulomotorius. Bleibt die Pupille dagegen unverändert, oder verändert sich gegenüber dem anderen Auge sehr gering, dann handelt es sich um eine Störung im Bereich des Irismuskels (vgl. Abb. 32). Es muß als erstes eine Kontamination mit Mydriatika oder ein Trauma ausgeschlossen werden. Eine kongenitale Anomalie der Irismuskulatur ist sehr selten.

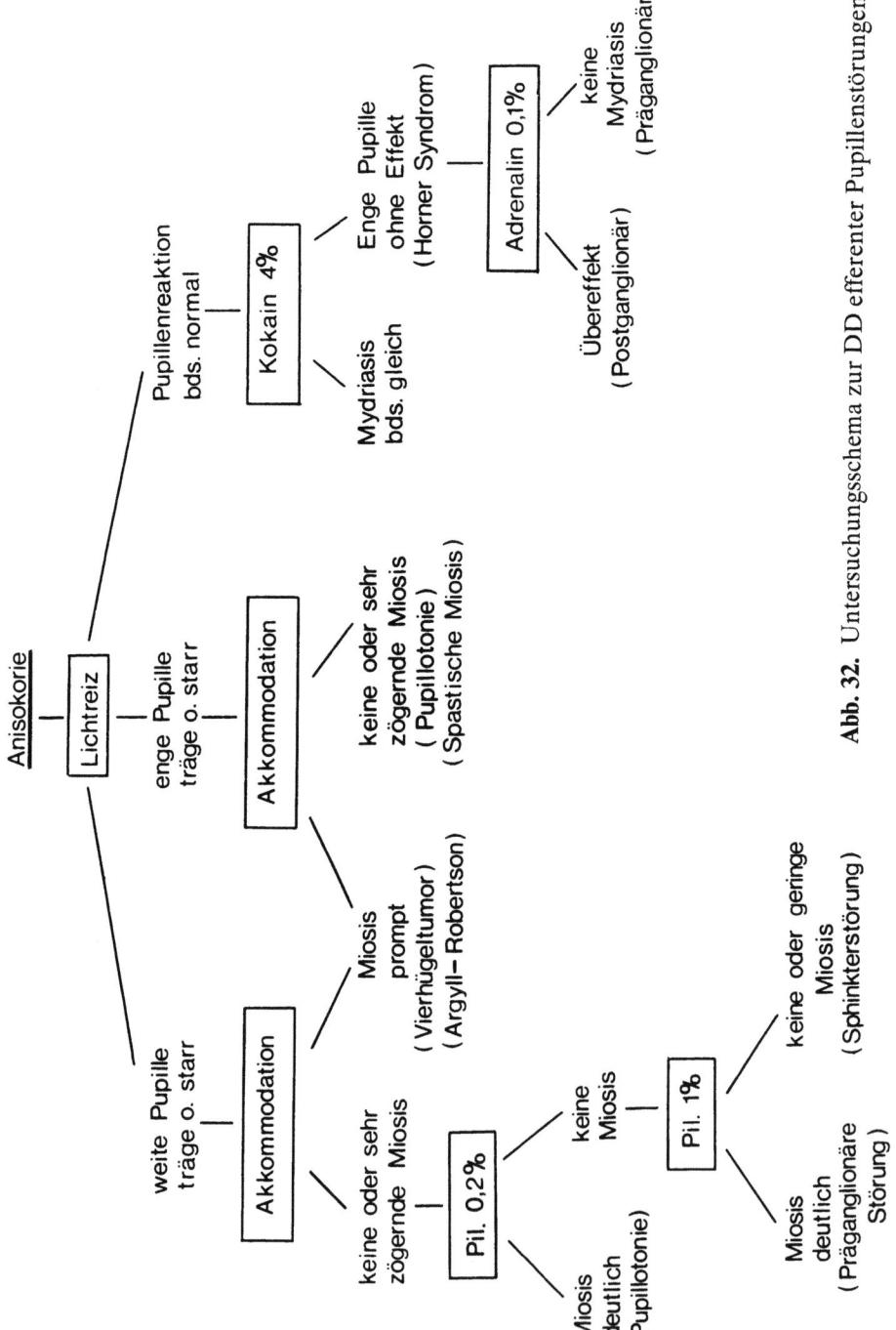

Abb. 32. Untersuchungsschema zur DD efferenter Pupillenstörungen

Pharmakodynamische Untersuchungen

Kokain-Pilocarpin-Test

Wenn bei enger Pupille eine Pupillotonie vermutet wird, dann eignet sich der Kokain-Pilocarpin-Test besser. Hierzu tropft man zunächst beidseits Kokain 4% und nach 30 min ebenfalls beidseits Pilocarpin 0,5% (oder Carbachol 0,75%) ein (Abb. 33). Die deutliche Erweiterung der Pupille nach Kokain würde gegen eine reflektorische Pupillenstarre sprechen. Vor allem aber kann die Überempfindlichkeit auf Pilocarpin mit diesem Test besser verdeutlicht werden. Ein eventuell notwendiger Test zum Ausschluß eines Krankheitsprozeßes im 1. Neuron (Pilocarpin 1%), muß auf einen anderen Tag verschoben werden.

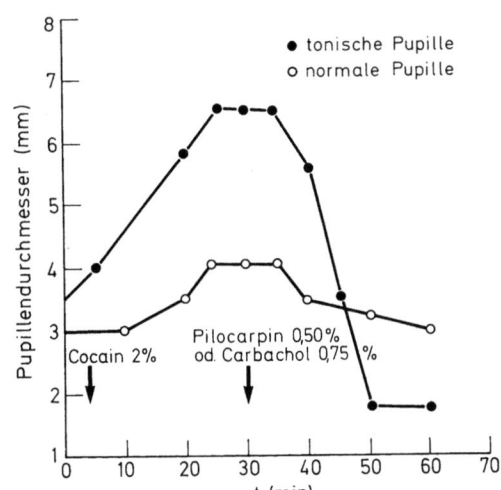

Abb. 33. Kokain-Pilocarpin-Test zur Prüfung der Pupillotonie

Mecholyl-Test

Beim Verdacht auf doppelseitige Pupillotonie eignet sich der Mecholyl-Test besonders gut [3, 223]. Nach Eintropfen von 2,5%iger Lösung werden die Pupillen im Falle einer Pupillotonie sehr eng, während sonst die pupillenverengernde Wirkung ausbleibt (Abb. 34). Dieses Präparat ist in Europa leider nicht mehr erhältlich.

Ist die weite Pupille gegen Lichtreiz unempfindlich und wird sie während der Akkommodation deutlich eng, dann handelt es sich um eine *lichtreflektorische Pupillenstarre*. Sie ist in der Regel beidseitig und bedeutet einen Prozeß im Mittelhirnbereich (Vier-

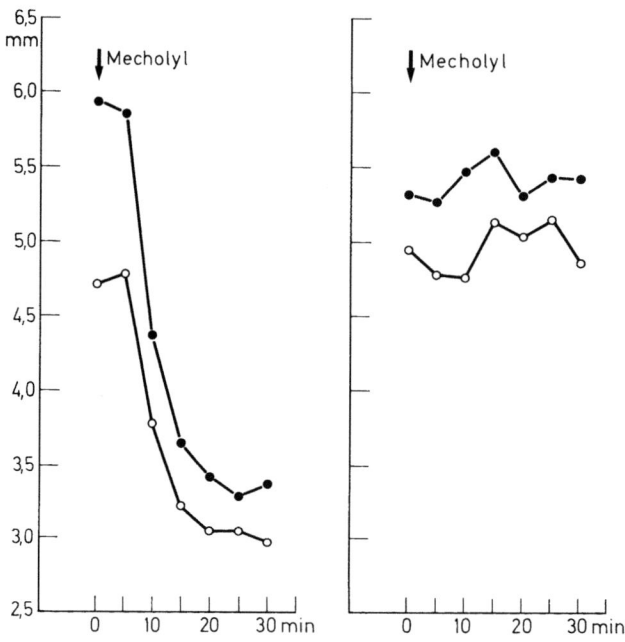

Abb. 34. Mecholyl-Test bei beidseitiger Pupillotonie (*links*) und bei Augengesunden (*rechts*). (Nach Schäfer et al. 1972 [223])

hügelgebiet-Tumoren). Es kann sich aber auch um eine beginnende Argyll-Robertson-Pupille handeln.

Enge Pupille ist pathologisch

Reagiert die enge Pupille auf Licht träge oder gar nicht und ist die Akkommodations-Konvergenz-Synkinese prompt, dann ist dies eine typische Argyll-Robertson-Pupille bei Tabes (vgl. Abb. 32).

Bleibt die enge Pupille während der Akkommodation unverändert, so muß man wieder an eine Pupillotonie denken und den entsprechenden pharmakodynamischen Test durchführen.

Beide Pupillen reagieren normal

Reagieren beide Pupillen auf Licht prompt, dann handelt es sich entweder um eine einfache Anisokorie ohne pathologische Bedeutung, oder um ein Horner-Syndrom. Jedenfalls muß zunächst festgestellt werden, ob die Anisokorie überhaupt eine pathologische Bedeutung hat.

Pharmakodynamische Untersuchungen

Kokain-Test

Dazu tropft man beidseits 4%ige Kokain-Lösung ein. Das Kokain verstärkt die Wirkung des körpereigenen Noradrenalins indem es seine Inaktivierung durch Rückspeicherung in den Nervenendigungen verhindert. Entweder werden die Pupillen beidseits gleich groß, oder es wird die enge Pupille sich kaum oder wenig verändern [222]. Im 1. Fall ist die Anisokorie ohne pathologischen Wert, im 2. Fall ist dies ein Horner-Syndrom (Abb. 35, vgl. auch Abb. 32). Der nächste Schritt wäre nun die Lokalisation der Läsion im Verlauf der sympathischen Leitungsbahn. Damit kann ein, für die Aufklärung der Ätiologie wichtiger Hinweis gewonnen

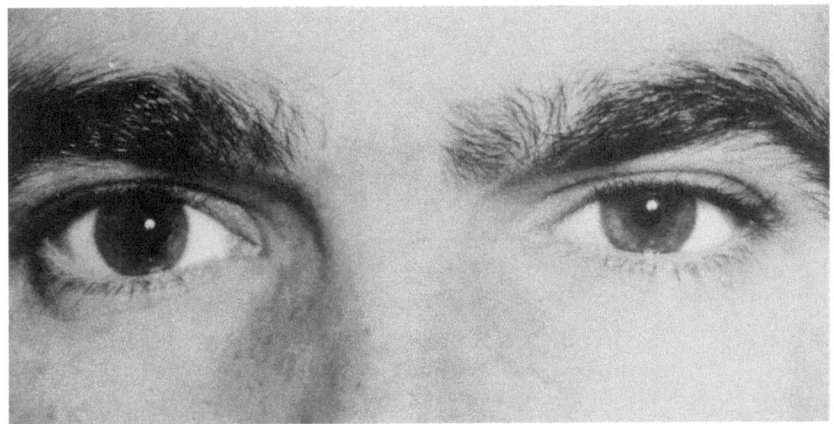

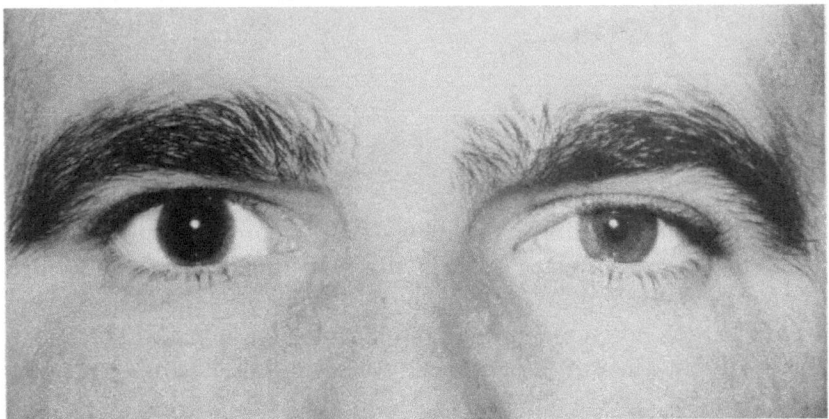

Abb. 35. Kokain-Test bei Horner-Syndrom. Keine mydriatische Wirkung auf der erkrankten Seite (*unten*)

werden. Betrifft die Läsion das 3. Neuron, also das pupillennächste Neuron, so ist die Überempfindlichkeit auf Adrenalin besonders ausgeprägt.

Adrenalin-Test

Es genügt die Lösung von 0,1% Adrenalin um eine deutliche Mydriasis auf der Seite mit der engen Pupille zu erzeugen, während die normale Pupille sich gar nicht verändert. Ist die Adrenalinlösung dagegen unwirksam, dann liegt die Läsion präganglionär. Sie liegt entweder zentral, oder im Bereich des 2. Neurons (Tabelle 8).

Tabelle 8. Pharmakodynamik beim Horner-Syndrom

	Intakter Sympathikus	Gestörter Sympathikus		
		Präganglionär		Postganglionär
		1. Neuron	2. Neuron	3. Neuron
Kokain 4%	Mydriasis	Geringe Wirkung	Keine Wirkung	Keine Wirkung
Adrenalin 0,1%	Keine oder geringe Wirkung	Keine Wirkung	Keine oder sehr geringe Wirkung	Mydriasis
Hydroxyamphetamin 1%	Mydriasis	Mydriasis	Mydriasis	Keine Wirkung

Hydroxyamphetamin-Test

Statt Adrenalin kann man auch Hydroxyamphetamin 1% eintropfen. Dieses Präparat ist in Deutschland nicht erhältlich. Nach Hydroxyamphetamin werden beide Pupillen gleichmäßig weit, wenn es sich um eine präganglionäre Läsion handelt. Dagegen bleibt die Pupille auf der Seite mit Sympathikus-Läsion eng, wenn es sich um eine postaganglionäre Läsion handelt [245].

VI. Periodische Pupillenstörungen

1. Hippus

Außer der physiologischen Erscheinung der Pupillenunruhe, deren Oszillationen träge und von geringer Ausgiebigkeit sind, läßt sich bei verschiedenen Nervenkrankheiten, aber auch bei Gesunden, ein ähnliches, jedoch auffälligeres Symptom beobachten: Plötzliche und rhythmische Änderungen der Pupillenweite, die manchmal 2 bis 3 mm betragen können, der *Hippus*. Ein Hippus läßt sich weder von Belichtung, noch von Konvergenz, noch von sensiblen oder psychischen Reizen beeinflußen. Hippus wurde bei multipler Sklerose, Hirnlues, progressiver Paralyse, akuten Meningitiden, epileptischen Anfällen, bei Myastenia gravis und bei Vierhügeltumoren beobachtet [43, 83, 257]. Nach Bing (1931) handelt es sich hier um eine subkortikale extrapyramidale Hyperkinese, die manchmal auch ohne Symptomatik auftreten kann, als sog. Hippus bei Gesunden. Auch nach Arzneimittel-Intoxikationen wird manchmal Hippus beobachtet (s. Abschnitt C).

2. Springende Pupille

Ein weiteres Symptom der periodischen Störungen der Pupille ist die *springende Pupille,* d.h. Erweiterung der Pupille einmal des einen, einmal des anderen Auges abwechselnd. Während der Erweiterungsphase werden auch die Pupillenlichtreflexe leicht gestört. Die zeitweilige Pupillenerweiterung kann auf der einen Seite begrenzt bleiben. Auch Entrundung der Pupille in diesen Phasen wird beobachtet. Es handelt sich um ein sehr seltenes Phänomen, welches im Rahmen rein funktioneller, speziell psycho-neurotischer Krankheitszustände, registriert wird [43]. Neurosyphillis oder toxische Einflüsse werden ebenfalls als Ursache beschrieben [83, 257]. Die Pathogenese dieses Phänomens ist nicht bekannt.

VII. Paradoxe Pupillenreaktion

Paradoxe Pupillenreaktion bedeutet Erweiterung der Pupille nach Belichtung und Verengerung nach Verdunkelung. Es handelt sich um ein sehr seltenes Phänomen. In der älteren Literatur wird über viele solcher Fälle berichtet. Die meisten beruhen wahrscheinlich auf Beobachtungsfehlern [43]. Zur Ätiologie wurden meistens zentral liegende Ursachen, häufig Syphillis genannt [37, 38, 61, 155, 189, 257]. Die Pathogenese bleibt unklar. Peripher liegende Schädigungen, die zur einseitigen paradoxen Lichtreaktion führen, wurden auch beobachtet [92, 104, 191]. Über vorübergehende Miosis unmittelbar nach Verdunkelung bei Nachtblindheit [35] und bei Achromatopsie [90], wurde ebenfalls berichtet.

VIII. Pupillenstörung bei Epilepsie

Mydriatische starre Pupille. Es handelt sich um einen Kontraktionszustand des Dilatators in Verbindung mit supranukleärer Hemmung des Edinger-Westphal-Kernes. Die Pupillenlichtreflexe fallen dabei total aus, oder sie sind erheblich gestört. Mydriatische starre Pupille wird sowohl während der grand mal, als auch während der petit mal Anfälle beobachtet [131]. Die Pupillenstörung ist in der Regel bilateral. Auch eine einseitige Störung wird beschrieben [193].

C. Pupillenstörungen bei Intoxikationen

Die Pupillenstörung im Rahmen von Intoxikationen tritt in der Regel doppelseitig und gleichmäßig auf. Eine Anisokorie kommt selten vor. Die am häufigsten beobachtete Pupillenstörung ist die Mydriasis, begleitet von Ausfall oder Reduzierung des phasischen Pupillenlichtreflexes und von einer Akkommodationsstörung (Tabelle 9). Handelt es sich um eine anticholinergische Wirkung, so ist neben dem tonischen auch der phasische Pupillenlichtreflex im gleichen Maße gestört. Bei der adrenergischen Wirkung ist die Störung des phasischen Pupillenlichtreflexes im Verhältnis zum tonischen Reflex geringer. Selbstverständlich führt der Ausfall der Afferenz im Rahmen einer Intoxikation, wie z.B. bei toxischer Schädigung des Optikus oder der Netzhaut, auch zur Störung aller Pupillenlichtreflexe bis zur amaurotischen Pupillenstarre.

Miosis im Rahmen einer Intoxikation tritt weniger häufig auf (Tabelle 10). Der Ausgangsweite der Pupille entsprechend, ist der phasische Pupillenlichtreflex reduziert oder, wie bei spastisch enger Pupille, nicht mehr auslösbar.

Tabelle 9. Intoxikationen, die zur Mydriasis führen

Arzneimittel-nebenwirkungen:	Spasmolytika, Antiparkinsonmittel, Antidepressiva, Tranquilizer, ZNS-stimulierende Mittel
Botulismus	
Pflanzen-vergiftungen:	Tollkirsche, Rauschbeere, Roßkastanie, Aronstab, Bittersüß, Nachtschatten, Schlangenkraut, Wolfsmilch
Pilzvergiftungen	
Chemische Stoffe:	Kohlenmonoxyd, DDT, Tetramethyl-Butanediamid
Bleivergiftungen	
Schlangenbiß	

Tabelle 10. Intoxikationen, die zur Miosis führen

Arzneimittelnebenwirkungen:	Analgetika, Narkotika, Antihypertensiva, Arzneimittel gegen Myasthenie
Pflanzenvergiftungen:	Einbeere, Marihuanarauch
Pilzvergiftungen	
Pflanzenschutzmittel:	Parathion (E-605), Meta-Systox
Chemische Kampfstoffe:	Sarin, Tabun
Skorpiongift	

I. Intoxikationen, die zur Mydriasis führen

1. Arzneimittelnebenwirkungen

Wie fast bei allen Intoxikationen treten die Pupillenstörungen auch als Arzneimittelnebenwirkungen doppelseitig und gleichmäßig auf. Besondere Beachtung verdienen hier die Arzneimittel, die im Rahmen ihrer Nebenwirkungen eine Mydriasis verursachen. Insbesondere wenn bei älteren Patienten – die bekanntlich mehr glaukomanfallgefährdet sind – eine Langzeittherapie mit Arzneimitteln geplant ist, die anticholinergische Wirkung haben.

Sowohl Mydriasis, als auch Miosis, können manchmal als Nebenwirkung des gleichen Arzneimittels beobachtet werden. Manche auf das Zentralnervensystem wirkende Substanzen können je nach Dosierung zur Mydriasis oder zur Miosis führen. Hippus als Arzneimittelnebenwirkung wird ebenfalls – wenn auch selten – beobachtet.

a) Spasmolytika

Mydriasis, Ausfall oder Reduzierung des phasischen Pupillenlichtreflexes und Akkommodationsstörungen treten nach systemischer Applikation von Spasmolytika auf, die zur Behandlung von Störungen des Gastrointestinaltraktes verabreicht werden. Aufgrund ihrer breiten und häufigen Anwendung bilden sie, vor allem die Belladona-Alkaloide, eine besondere Gefahr eines Glaukomanfalls bei Augen mit engem Kammerwinkel [253]. Die wichtigsten unter ihnen sind: Atropin, Amprotropin, Glycopyrrolat, Isopropamid, Methixen [91, 106, 107, 165, 250], Methantelin [183] Diphemanil, Metcaraphen, Ambutoniumbromid, Oxyphenonium, Oxyphencyclimin, Orphenadrin u.a. [49, 91, 107, 125].

b) Antiparkinsonmittel

Die Antiparkinsonmittel verdienen besondere Beachtung, da sie hauptsächlich bei älteren, mehr glaukomanfall-gefährdeten Patienten Anwendung finden. Die Mittel Caramiphen, Cycrimin, Ethybenzatropin, Profenamin, Biperiden, Benztropin, Chlorphenoxamin, Procyclidin, Trihexylphenidyl, können im Rahmen einer atropinähnlichen anticholinergischen Nebenwirkung zur Mydriasis mit Ausfall des phasischen Reflexes führen [106, 107, 144, 165, 250, 257].

Auch L-Dopa, ein gegen Parkinson verabreichtes Katecholamin, soll, im Rahmen der sympatomimetischen Wirkung, zusammen mit Lidspaltenerweiterung zur Mydriasis führen [102, 264]. Durch Akzentuierung einer subklinischen Seitendifferenz in der sympathischen Innervation kann dabei ein dem Horner-Syndrom ähnliches Bild entstehen [260]. Die Akkommodation bleibt dabei intakt. Aber auch Miosis während der L-Dopa-Therapie wurde beschrieben [235].

c) Antidepressiva

Auf die Gefahr einer Mydriasis nach Verabreichung von trizyklischen Antidepressiva wie: Amitriptylin, Nortriptylin, und Protriptylin wird besonders hingewiesen [76, 107, 249, 250]. Das Antidepressivum Imipramin wirkt sogar bei normaler Dosierung anticholinergisch [76, 107].

d) Tranquilizer

Eine anticholinergische Wirkung wird dem Pecazin, ein Phenothiazin-Derivat, zugeschrieben. Es führt zur Mydriasis mit Störung des phasischen Pupillenlichtreflexes und der Akkommodation [107]. Zur Mydriasis kann auch die Überdosierung von Meprobamat führen [76, 107, 250].

e) ZNS-stimulierende Substanzen

Das Amphetamin, ein synthetischer ZNS-Stimulant mit adrenergischen Eigenschaften, kann in hoher Dosierung zur Mydriasis führen [217]. Andererseits wurde beobachtet, daß Patienten mit Argyll-Robertson-Pupille unter dem Einfluß von Amphetamin ihre normale Pupillenreaktion auf Licht wiedergewinnen [257]. Auch Dexamphetamin kann nach Überdosierung zur Pupillenerweiterung und Pupillenreflexstörungen führen [107]. Mydriasis wurde auch während der Schock-Behandlung mit Pentylentetrazol beobachtet [183].

f) Andere Substanzen, die zur Mydriasis führen

Mydriasis und Reduzierung des phasischen Pupillenlichtreflexes wurden unter anderem nach Verabreichung von Emetin – gegen Amoebiasis – [91, 107, 257], von Ganglienblockern [34, 250] von Appetitzüglern Fenfluramin und Phenmetrazin [91, 106, 107] und selten nach Verabreichung von Antihistaminika [91, 106, 107, 217] beobachtet. Nach Chininintoxikation wurde vorübergehend Pupillotonie mit Sensibilitätssteigerung auf cholinerge Substanzen registriert [97].

Halluzinogene, wie LSD, können zu einer sympathischen Mydriasis führen [91, 107].

Das Antiepileptikum Phenytoin führt nach Überdosierung, wie es bei Kindern beobachtet wurde, zu Ataxie, Nystagmus, Konvulsionen und oft zur Mydriasis [194].

2. Botulismus

Das Botulismustoxin haftet in den Synapsen der parasympathischen Nervenfasern und führt zur Hemmung der Azetylcholin-Synthese [57, 68]. Dadurch kommt es zum Vollbild der krankhaften Augenerscheinungen, wobei vorwiegend die Lähmung des Okulomotorius überwiegt: Mydriasis mit Ausfall der Lichtreflexe und der Konvergenzsynkinese, Akkommodationslähmung, Strabismus mit Doppelbildern und Ptosis. Störung der Pupillenlichtreflexe kann auch Monate nach der klinischen Heilung der Krankheitssymptome festgestellt werden [110]. Die Mydriasis ist nicht obligatorisch [183]. Abduzenslähmung bis zur totalen Ophthalmoplegie wurde beobachtet [183].

3. Vergiftung durch Pflanzen

Außer der akuten Atropin-Vergiftung, die besonders bei Kindern nach Genuß von *Tollkirschen (Atropa belladona)* beobachtet wird, gibt es eine Reihe von anderen Pflanzen, die im Rahmen ihrer toxischen Wirkung zu Pupillenstörungen führen.

Die Rauschbeere, (Vaccinium uliginosum), die in den Mooren der Voralpen wachsen und den Heidelbeeren ähnlich sind, führen, nach Genuß von 250 bis 350 Gramm, unter anderem zu Akkommodationsstörungen und Mydriasis [183].

Aronstab (Aron maculatum): Vergiftung nach Genuß von Beeren und Blättern, die besonders bei Kindern tödliche Wirkung haben kann, führt zu Mydriasis.

Besonders gefährlich bei Kleinkindern ist der Genuß von *Roßkastanien (Aesculus Hippocastanum)* wegen Sapponingehalt. Im Rahmen der Vergiftung kommt es zu Mydriasis [228].

Zur Mydriasis führt auch der Genuß von *Bittersüß (Solanum dulcanara)* und *Nachtschatten (Solanum negrum),* durch das giftige Alkaloid Solanin [107] und die Vergiftung mit *Schlangenkraut. Wolfsmilch* ist in allen Euphorbia-Arten enthalten. Die Einnahme dieses Saftes führt zu multiplen Vergiftungserscheinungen und zur Mydriasis.

4. Vergiftung durch Pilze

In der Literatur werden sich widersprechende Pupillenstörungen als Zeichen der Pilzvergiftung beschrieben. Offensichtlich gibt es regionale Unterschiede im Gehalt an Alkaloiden. Der Pantherpilz führt z. B. zu keiner muscarinartigen Vergiftung, sondern, durch ein Alkaloid, zu einer atropinähnlichen Vergiftung. Zusammen mit erethischen und maniakalischen Rauschzuständen kommt es dabei zu einer Mydriasis und Fehlen der Pupillenreflexe [183].

5. Vergiftung durch chemische Stoffe

a) Kohlenmonoxyd

Eine akute Intoxikation führt u. a. zu Mydriasis.

b) Tetramethyl-Butanediamin

Bei Arbeitern, die Dämpfen von Tetramethyl-Butanediamin ausgesetzt sind, wurde mehrmals, zusätzlich zur Hornhautirritation und Photophobie, auch Mydriasis und Akkommodationsstörung beobachtet [103, 231].

c) DDT (Dichlordiphenyltrichloräthan)

Die Vergiftung erinnert an die Strychninvergiftung. In schweren Fällen besteht eine ausgesprochene Mydriasis. Die Pupillen sind ungleich groß. Die Pupillenreaktionen auf Licht und Konvergenz fehlen [183].

6. Bleivergiftung

Blatt (1931) stellte bei 21 von 320 Patienten mit Bleivergiftung Mydriasis mit Störungen der Reflexe und bei 2 Patienten Akkommodationsstörungen fest. Bei keinem dieser Patienten war die Sehfunktion des Auges gestört.

7. Schlangenbiß

Durch den Biß mancher Schlangen, deren Gift neurotrope Wirkung besitzt, kommt es neben Ptosis, Akkommodationsstörung und Augenmuskellähmung zu Mydriasis mit Störung der Pupillenlichtreflexe [26, 46, 209]. Auch totale Ophthalmoplegie nach Schlangenbiß wurde beschreiben [105, 184, 204].

II. Intoxikationen, die zur Miosis führen

1. Arzneimittelnebenwirkungen

a) Analgetika, Narkotika

Alle Opiate wie Codein, Cyclazocin, Heroin, Methadon, Morphin, Pentazocin, Pethidin, führen im allgemeinen zur Miosis [64]. Es wird angenommen, daß die Miosis durch direkte Beeinflußung der pupillomotorischen Zentren erfolgt [221]. Auch die Opiatantagonisten, wie Levallorphan, Nalorphin und Naloxone, die gegen Respirationsdepression nach einer Narkose systemisch appliziert werden, führen zur Miosis, wenn sie allein verabreicht werden. Zur Mydriasis führen sie erst, wenn eine vorherige Einnahme von Opiaten eine Miosis herbeigeführt hat [91, 107, 172, 183].

b) Arzneimittel gegen Myasthenie

Die Cholinesterasehemmer Physostigmin, Neostigmin, Pyridostygmin, Tetraethylpyrophosphat (TEPP), die in der Therapie von Myasthenie Anwendung finden, können, wie die lokal applizierten Cholinesterasehemmer, zur Miosis führen [91, 106, 107, 250].

c) Antihypertensiva

Guanetidin, systemisch verabreicht gegen Hypertonie, führt durch die antiadrenergische Wirkung zur Miosis, manchmal sorgar zur leichten Ptosis und konjunctivalen Hyperämie, ähnlich wie bei einem Horner-Syndrom [91, 107, 183, 211, 250]. Miosis kann auch nach systemischer Applikation von Phenoxybenzamin, ein Alphablocker, beobachtet werden [91, 106, 107, 257]. Auch Reserpin, welches sowohl als Antihypertransivum als auch als Tranquilizer wirkt, kann gelegentlich leichte Miosis verursachen [91, 107].

2. Vergiftung durch Pflanzen

Einbeere (Paris quadrifolia) werden häufig mit Tollkirschen verwechselt. Sie sind relativ harmlos. Zusammen mit gastrointestinalen Störungen führen sie zur Miosis. Rauchgenuß von *Marihuana* führt im Rahmen der sympathischen Störung zu Miosis [124].

3. Vergiftung durch Pilze

Vergiftung mit Giftpilzen wie z. B. *Amanita Muscaria* führt zum typischen Muscarin-Syndrom mit Schweißausbrüchen, Salivation und Pupillenverengerung [107, 183, 262].

4. Vergiftung durch Pflanzenschutzmittel

Die bekanntesten und gefährlichsten sind Parathion (E-605) und Meta-Systox. Sie gehören zu den Alkylphosphaten und sind Cholinesterasehemmer. Im Rahmen der akuten Vergiftung, die häufig tödlich endet, kommt es, neben allen anderen Vergiftungserscheinungen, zu sehr ausgeprägter Miosis [107, 183, 230].

5. Chemische Kampfstoffe

Die Inhalation von Nervengasen, Sarin und Tabun, führt u.a. zu starkem Akkommodationsspasmus und Miosis. Diese Gase gehören chemisch zu den Alkylphosphaten [107, 183].

6. Skorpiongift

Die verschiedenen Skorpiongifte variieren sehr in ihrer Wirkung. Bei schweren Fällen werden u.a. auch Strabismus und Diplopie beschrieben. Die Miosis bei stark giftigen Skorpionbissen ist ein konstantes Zeichen [107].

III. Hippus und wechselhaftes Pupillenverhalten nach Intoxikationen

Arzneimittelnebenwirkungen

Sowohl Mydriasis als auch Miosis können manchmal als Nebenwirkung des gleichen Arzneimittels beobachtet werden. Manche auf das ZNS wirkende Substanzen können, je nach Dosierung, zur Mydriasis oder zur Miosis führen. Hippus als Arzneimittelnebenwirkung wird ebenfalls, wenn auch selten, beobachtet.

a) Sedativa und Hypnotika

Die zahlreichen Barbituratpräparate und Barbituratderivate, die als Sedativa und Hypnotika breite Anwendung finden, haben sehr unterschiedliche Intensität an Nebenwirkungen. Bei normaler

Dosierung wird die Pupille selten beeinflußt. Überdosierung oder Langzeiteinnahme kann zur Mydriasis mit Abschwächung des phasischen Pupillenlichtreflexes führen. Jedoch Miosis kann genauso häufig vorkommen. Hippus als Nebenwirkung von Barbituraten wurde öfters beschrieben [62, 91, 107, 227], ebenso Anisokorie im Rahmen einer Barbituratintoxikation [91].

Die Bromide führen bei Überdosierung häufig zur Mydriasis, seltener zur Miosis. Auch Hippus wurde beobachtet [107, 148]. Nach Überdosierung mit Glutethimid wurde Zerebellarataxie, Nystagmus und Mydriasis mit erheblicher Störung des phasischen Pupillenlichtreflexes beobachtet [107, 135]. Schließlich führen, durch zentrale Wirkung, die Mittel Chloralhydrat und Paraldehyd bei leichter Überdosierung zur Miosis, bei extremer Überdosierung zur Mydriasis [78, 107, 148, 217, 221, 251].

b) Antipsychotika, Tranquilizer

Penothiazinderivate, die am breitesten angewendeten pharmakologischen Substanzen mit dem Chlorpromazin an erster Stelle, führen, wenn sie mehrere Jahre verabreicht werden, bei etwa 30% der Patienten zu Nebenwirkungen am Auge, darunter zur Miosis oder zur Mydriasis [64, 78, 91, 107, 257]. Meprobamat, ein Tranquilizer, kann bei hoher Überdosierung einen komaähnlichen Zustand herbeiführen. Dabei zeigt sich ein sehr wechselhaftes Verhalten der Pupille; Mydriasis oder Miosis, normaler phasischer Pupillenlichtreflex oder völliger Ausfall desselben, sowie Anisokorie [99, 107].

c) Antiepileptika

Während einer Primidon-Intoxikation wurde, neben einer somnolenten Bewußtseinslage, Hippus beobachtet [188].

d) Ovulationshemmer

Im Rahmen der vielseitigen Nebenwirkungen am Auge wird Mydriasis, als Ergebnis einer Afferenzstörung oder Miosis, im Rahmen eines kompletten Horner-Syndroms und Anisokorie beschrieben [78, 91, 107, 125, 144, 217].

Literatur

1. Abelsdorf G (1900) Die Änderungen der Pupillenweite durch verschiedenfarbige Belichtung. Z Psychol Physiol Sinnesorg 22:81–95
2. Abelsdorf G (1919) Zur Frage der Existenz besonderer Pupillarfasern im Sehnerven. Klin Monatsbl Augenheilkd 62:170–175
3. Adler FH, Scheie H (1940) The site of the disturbance in tonic pupils. Trans Am Ophthalmol Soc 38:183–192
4. Aguilar M, Stiles NS (1954) Saturation of the rod mechanism of the retina at high levels of stimulation. Optica Acta 1:59–65
5. Alexandridis E (1967) Pupillographische Untersuchung der Netzhautempfindlichkeit des Taubenauges. Albrecht von Graefes Arch Klin Opthalmol 172:139–151
6. Alexandridis E (1967) Pupillographische Untersuchung der Netzhautempfindlichkeit eines Stäbchenmonochromaten. Pflügers Arch Ges Physiol 294:67
7. Alexandridis E (1968) Bestimmung der Dunkeladaptationskurve mit Hilfe der Pupillenlichtreflexe. Ber Dtsch Ophthalmol Ges 68:274–277
8. Alexandridis E (1970) Räumliche und zeitliche Summation pupillomotorisch wirksamer Lichtreize beim Menschen. Albrecht von Graefes Arch Klin Ophthalmol 180:12–19
9. Alexandridis E (1970) Spektrale Empfindlichkeit der Pupillenlichtreflexe eines Stäbchenmonochromaten. Ber Dtsch Ophthalmol Ges 70:580–583
10. Alexandridis E (1971) Pupillographie. Anwendungsmöglichkeiten als objektive Untersuchungsmethode der Netzhautsinnesfunktion. Hüthig, Heidelberg
11. Alexandridis E (1973) Lichtsinn und Pupillenreaktion. In: Dodt E, Schrader KE (Hrsg) Die normale und die gestörte Pupillenbewegung Bergmann, München
12. Alexandridis E, Argyropoulos Tr, Krastel H (1981) The latent period of the pupil light reflex in lesions of the optic nerve. Ophthalmologica 182:211–217
13. Alexandridis E, Baumann Ch (1967) Wirkliche und scheinbare Pupillenweiten des menschlichen Auges. Optica Acta 14:311–316
14. Alexandridis E, Bischoff M (1975) Sensorische und pupillomotorische Empfindlichkeit nach operativer Behandlung der Netzhautablösung. Mod Probl Ophthalmol 15:300–303

15. Alexandridis E, Dodt E (1967) Pupillenlichtreflexe und Pupillenweite einer Stäbchenmonochromatin. Albrecht von Graefes Arch Klin Ophthalmol 173:153–161
16. Alexandridis E, Gärtner RL, Krastel H, Hagenlocher H-U (im Druck) Latenz der Pupillenlichtreflexe und des VECP im Verlauf der retrobulbären Neuritis. Fortschr Augenheilkd
17. Alexandridis E, Koeppe ER (1969) Die spektrale Empfindlichkeit der für den Pupillenlichtreflex verantwortlichen Photorezeptoren beim Menschen. Albrecht von Graefes Arch Klin Ophthalmol 177:136–151
18. Alexandridis E, Krastel H (1972) Ein tragbares Infrarot-Reflex-Pupillometer. Ber Dtsch Ophthalmol Ges 71:652–654
19. Alexandridis E, Krastel H, Reuther R (1979) Pupillenreflexstörungen bei Läsionen der oberen Sehbahn. Albrecht von Graefes Arch Klin Ophthalmol 209:199–208
20. Alexandridis E, Manner M (1977) Folgefrequenz der Pupille bei flimmernden Lichtreizen. Albrecht von Graefes Arch Klin Ophthalmol 202:175–180
21. Alexandridis E, Weddigen A (1971) Pupillenlichtreflexe bei Heredodegeneratio pigmentosa retinae. Albrecht von Graefes Arch Klin Opthalmol 182:250–260
22. Alfonso GF (1963) Pupillometria all' infrarosso mediante convertitore d'immagini. Riv Otoneuro Oftalmol 38:595–604
23. Alkemade PPH (1969) Dysgenesis mesodermalis of the iris and the cornea. Koninklijke, Van Gorcum, Assen
24. Alpern M, Benson DJ (1953) Directional sensitivity of the pupillomotor photoreceptors. Am J Optom Physiol Opt 30:569–580
25. Alpern M, Campbell FW (1962) The spectral sensitivity of the consensual light reflex. J Physiol (Lond) 169:478–507
26. Alvaro ME (1939) Snake venom in ophthalmology. Am J Opthalmol 22:1130–1146
27. Apter JT (1956) Studies of the autonomic innervation of the iris. Am J Ophthalmol 42:122–130
28. Argyropoulos Tr, Krastel H, Alexandridis E (1980) Latenz der Pupillenlichtreflexe bei Erkrankungen des Sehnerven. Ber Dtsch Ophthalmol Ges 77:373–377
29. Arieff A (1955) Pathways of darkness and reflex pupillary dilatation. Am J Ophthalmol 40:119–120
30. Ariëns Kappers J (1973) Die zentrale Regulierung der normalen Pupillenbewegung. In: Dodt E, Schrader KE (Hrsg) Die normale und die gestörte Pupillenbewegung. Bergmann, München
31. Asano J, Finnila CA, Sever G, Stanten S, Stark L, Willis PA (1962) Pupillometry. Q Rep Electronics 66:404–412
32. Atchison D, Smith G, Efron N (1979) The effect of pupil size on visual acuity in uncorrected and corrected myopia. Am J Optom Physiol Opt 56:315–323
33. Aulhorn E (1967) Die Abhängigkeit der Sehschärfe von der Pupillenweite. Ber Dtsch Ophthalmol Ges 68:304–309

34. Barnett AJ (1952) Ocular effects of methonium compounds. Br J Ophthalmol 36:593–602
35. Baricks ME, Flynn JT, Kushner BJ (1971) Paradoxical pupillary responses in congenital stationary night blindness. In: Smith JL (ed) Neuro-ophthalmology update. Masson, New York
36. Barris RW (1936) A pupillo-constrictor area in the cerebral cortex of the cat and its relationship to the pretectal area. J Comp Neurol 63:353–368
37. Behr C (1922) Die paradoxe Lichtreaktion der Pupille. Klin Monatsbl Augenheilkd 69:189–205
38. Behr C (1924) Die Lehre von den Pupillenbewegungen. In: Graefe-Saemisch (Hrsg) Handbuch der gesamten Augenheilkunde, Bd II: Die Untersuchungsmethoden. Springer, Berlin
39. Behrens MM (1977) Failure of the light reaction. Trans Am Acad Ophthalmol Otolaryngol 83:827–831
40. Bell RA, Thompson HS (1978) Relative afferent pupillary defect in optic tract hemianopsias. Am J Ophthalmol 85:538–540
41. Bellarminoff L (1885) Anwendung der graphischen Methode bei Untersuchung der Pupillenbewegungen. Photocoreograph. Pflügers Arch Ges Physiol 37:107–122
42. Benevento LA, Rezah M, Santos-Andersen R (1977) An autoradiographic study of the projections of the pretectum in the rhesus monkey (Macaca mulatta): evidence for sensorimotor links to the thalamus and oculomotor nuclei. Brain Res 127:197–218
43. Bing R, Franceschetti A (1931) Die Pupille. In: Schieck E, Brückner A (Hrsg) Kurzes Handbuch der Ophthalmologie, Bd VI. Springer, Berlin
44. Birren JE, Casperson RC, Botwinick J (1950) Age changes in pupil size. J Gerontol 5:216–225
45. Blakeslee GA (1929) Eye manifestation in fracture of the skull. Arch Ophthalmol 2:566–572
46. Blatt N (1922) Zur Kasuistik der Augenveränderungen bei Vergiftung durch Schlangenbiß. Z Augenheilkd 49:280–282
47. Blatt N (1931) Akkommodationslähmungen und Pupillenstörungen nach Bleivergiftung. Klin Monatsbl Augenheilkd 86:482–491
48. Bleichert A, Wagner R (1957) Versuche zur Erfassung des Pupillenspiels als Regelungs-Vorgang. Z Biol 109:70–80
49. Bösche J, Mallach HJ (1969) Über anatomische und chemisch-toxikologische Befunde bei einer tödlichen Vergiftung durch Orphenadrin. Arch Toxicol (Berl) 25:76–82
50. Bonvallet MS, Zbrozyna A (1963) Les commandes reticulaires du système autonome et en particulier de l'innervation sympathique et parasympathique de la pupille. Arch Ital Biol 101:174–207
51. Borgmann H (1967) Das Verhalten des Pupillendurchmessers in Dunkelheit nach verschieden langer Vorbelichtung. Albrecht von Graefes Arch Klin Opthalmol 172:220–228

52. Borgmann H (1972) Grundlagen für eine klinische Pupillographie. II. Abhängigkeit des Pupillendurchmessers in Dunkelheit vom Lebensalter. Albrecht von Graefes Arch Klin Ophthalmol 184:300–308
53. Bosanquet RC, Johnson GJ (1981) Peninsula pupil. Anomaly unique to Newfoundland and Labrador. Arch Ophthalmol 99:1824–1826
54. Bouma H (1965) Receptive systems mediating certain light reaction of the pupil of the human eye. Thesis, Eindhoven
55. Bovino JA, Burton TC (1980) Measurement of the relative afferent pupillary defect in retinal detachment. Am J Ophthalmol 90:19–21
56. Bresky RH, Charles S (1969) Pupil motor perimetry. Am J Ophthalmol 68:108–112
57. Brooks B (1956) An intracellular study of the action of the repetitiv nerve volleys and of botulinum toxin on miniature endplate potentials. J Physiol 134:264–277
58. Bürki E (1981) Ophthalmologische Befunde bei der neuralen Muskelatrophie. Klin Montasbl Augenheilkd 179:94–96
59. Bütikofer R, Aubert R (1978) Electronics of contact lens pupillography – A method for binocular stimulating and recording of the pupillary reflex of noncollaborating subjects. Med Biol Eng Comput 16:39–44
60. Bumke O (1903) Ein neues Pupillometer. Münch Med Wochenschr 50:1343–1344
61. Bumke O (1911) Die Pupillenstörungen bei Geistes- und Nervenkrankheiten. Fischer, Jena
62. Bumke O, Krapf E (1936) Vergiftungen durch anorganische und organische sowie durch pflanzliche, tierische und bakterielle Gifte. In: Bumke O, Foerster O (Hrsg) Handbuch der Neurologie, B 13. Springer, Berlin
63. Campbell FW, Gregory AH (1960) Effect of size of pupil on visual acuity. Nature 187:1121–1123
64. Carlson VR (1957) Individual pupillary reactions to certain centrally acting drugs in man. J Pharmacol Exp Ther 121:501–506
65. Carpenter MB, Peter Ph (1970) Accessory oculomotor nuclei in the monkey. J Hirnforsch 12:405–418
66. Cassady JR, Light A (1957) Familial persistent pupillary membranes. Arch Ophthalmol 58:438–448
67. Castenholz A (1968) Eine neue Methode zur Beobachtung und Registrierung der Pupillenbewegungen (Pupillo-Kymographie) im Infrarotlicht. Albert von Graefes Arch Klin Ophthalmol 175:100–110
68. Cherington M (1974) Botulism. Arch Neurol 30:432–437
69. Cibis GW, Campos EC, Aulhorn E (1975) Pupillary hemiakinesia in suprageniculate lesions. Arch Ophtalmol 93:1322–1327
70. Cogan DG (1941) A simplified entoptic pupillometer. Am J Ophthalmol 24:1431–1433
71. Cohen DN, Zakov ZN, Salanga VD, Dohn DF (1975) Reader's paratrigeminal syndrome. Am J Ophthalmol 79:1044–1049

72. Crosby EC, Henderson JW (1948) The mammalian midbrain and isthmus regions. II. Fiber connection of the superior colliculus. B. Pathways concerned in automatic eye movements. J Comp Neurol 88:53–91
73. Crosby EC, Humphrey T, Lauer EW (1962) Correlative anatomy of the nervous systeme. MacMillan, New York
74. Cross HE, Maumenee AE (1973) Progressive spontaneous dissolution of the iris. Surv Opthalmol 18:186–199
75. Cüppers C (1951) Eine neue Methode zur stetigen Registrierung der konsensuellen Pupillenreaktion. Klin Monatsbl Augenheilkd 119: 411–417
76. Davidson ST (1973) Report of ocular adverse reactions. Trans Ophthalmol Soc UK 93:495–510
77. Dekking HM (1933) Infrarot-Photographie des Auges. Albrecht von Graefes Arch Klin Ophthalmol 130:373–374
78. Delong SL, Poley BJ, McFarlane Jr (1965) Ocular changes associated with long term chlorpromazine therapy. Arch Ophthalmol 73: 611–617
79. Dieterich CE (1973) Die Feinstruktur von M. sphincter und dilatator und ihre Innervation in der menschlichen Iris. In: Dodt E, Schrader KE (Hrsg) Die normale und die gestörte Pupillenbewegung. Bergmann, München
80. Doesschate J Ten, Alpern M (1965) Response of the pupil to steady-state retinal illumination: Contribution by cones. Science 149: 989–991
81. Drance SM (1972) Some factors in the production of the low-tension glaucoma. Br J Ophthalmol 56:229–242
82. Drischel H (1957) Dynamik des Lichtreflexes der menschlichen Pupille. I. Der normale Reflexablauf nach kurzdauernder Belichtung und seine Variabilität. Pflügers Arch Ges Physiol 264:148–168
83. Duke-Elder S (1971) System of ophthalmology, vol XII. Kimpton, London
84. Engelking E (1922) Vergleichende Untersuchungen über die Pupillenreaktion bei der angeborenen totalen Farbenblindheit. Klin Monatsbl Augenheilkd 69:177–188
85. Ehinger B (1971) A comparative study of the adrenergic nerves to the anterior eye segment of some primates. Z Zellforsch 116:157–177
86. Ekbom K (1970) A clinical comparison of cluster headache and migraine. Acta Neurol Scand [Suppl 41] 46:1–41
87. Ellis CJK (1979) The afferent pupillary defect in acute optic neuritis. J Neurol Neurosurg Psychiatry 42:1008–1017
88. Fisher CM (1980) Oval pupils. Arch Neurol 37:502–503
89. Fison PN, Garlich DJ, Smith SE (1979) Assessment of unilateral afferent pupillary defects by pupillography. Br J Ophthalmol 63: 195–199
90. Flynn JT, Kazarian E, Barricks M (1981) Paradoxical pupil in congenital achromatopsia. Int Ophthalmol Clin 3:91–96

91. Fraunfelder FT (1976) Drug-induced ocular side effects and drug interactions. Lea & Febiger, Philadelphia
92. Freeman MI, Burde RM, Gay AJ (1965) A case of true paradoxical pupillary reaction. Arch Ophthalmol 75:740–741
93. Frydrychowicz G, Harms H (1940) Das pupillomotorische Perimeter. Ber Dtsch Ophthalmol Ges 53:326–329
94. Fugate JM (1954) A masking technique for isolating the pupillary response to focused light. J Opt Soc Am 44:771–779
95. Gabrielides AJ (1952) La dilatateur pupille chez le lapin albinos. Bull Soc Héllenique Opthalmol 19:39
96. Gang K (1945) Psychosomatical factors in the control of pupillary movements. J Clin. Psychopathol (Washington) 6:461–472
97. Gangitano JL, Keltner JL (1980) Abnormalities of the pupil and visual-evoked potential in quinine-amblyopia. Am J Ophthalmol 89:425–430
98. Giles CL, Henderson JW (1958) Horner's syndrome. An analysis of 216 cases. Am J Ophthalmol 46:289–296
99. Gitelson S (1967) Methaqualone-meprobamate poisoning. JAMA 201:977–979
100. Glaser JS (1978) Neuro-ophthalmology. Harper & Row, Hagerstown
101. Godtfredsen E, Gederman N (1965) Diagnostic and prognostic roles of ophthalmoneurologic signs and symptoms in malignant nasopharyngeal tumors. Am J Ophthalmol 59:1063–1069
102. Godwin-Austen RB, Lind NA, Turner P (1969) Mydriatic responses to sympathomimetic amines in patients treated with L-dopa. Lancet 2:13
103. Goldberg ME, Johnson HH (1962) Autonomic ganglion activity and acute toxicologic effects of N, N, N', N'-tetramethyl-1, 3 butanediamine and triethylenediamine, two foam catalyst amines. Toxicol Appl Pharmacol 4:522–545
104. Goldhammer Y (1977) Paradoxical pupillary light reaction. In: Smith JL (ed) Neuro-ophthalmology update. Masson, New York
105. Gomes B (1943) External ophthalmoplegia from crotal (snake) poison. Ophthalmos 3:187–194
106. Goodman LS, Gilman A (1965) The pharmacological basis of therapeutics, 3rd edn. Macmillan, New York
107. Grant WM (1974) Toxicology of the eye. 2nd edn. Thomas, Springfield
108. Green DG, Maaseidvaag F (1967) Closed circuit television pupillometer. J Opt Soc Am 57:830
109. Grimson BS, Thompson HS (1975) Drug testing in Horner's syndrom. In: Glaser JS, Smith JJ (eds) Neuro-ophthalmology. Mosby, St. Louis
110. Hagenah R, Müller-Jensen A (1978) Botulism: Clinical neurophysiological findings. J Neurol 217:159–171

111. Hamann K-U, Hellner KA, Müller-Jensen A, Zschocke S (1979) Videopupillographic and VER investigations in patients with congenital and acquired lesions of the optic radiation. Ophthalmologica 178:348–356
112. Harms H (1949) Grundlagen, Methodik und Bedeutung der Pupillenperimetrie. Albrecht von Graefes Arch Klin Ophthalmol 149:1–68
113. Harms H (1951) Hemianopische Pupillenstarre. Klin Monatsbl Augenheilkd 118:133–147
114. Harms H (1956) Möglichkeiten und Grenzen der pupillomotorischen Perimetrie. Klin Monatsbl Augenheilkd 129:518–534
115. Harms H, Aulhorn E, Ksinsik R (1973) Die Ergebnisse pupillomotorischer Perimetrie bei Sehhirnverletzten und die Vorstellungen über Verlauf der Lichtreflexbahn. In: Dodt E, Schrader KE (Hrsg) Die normale und die gestörte Pupillenbewegung. Bergmann, München
116. Harriman DGF (1970) Pathological aspects of Adie's syndrome. Adv Ophthalmol 23:55–73
117. Hayreh SS (1968) Pathogenesis of oedema of the optic disc. Doc Ophthalmol 24:289–411
118. Hayreh SS (1969) Blood supply of the optic nerve head and its role in optic atrophy, glaucoma and oedema of the optic disc. Br J Ophthalmol 53:721–748
119. Hayreh SS (1978) Anterior ischemic optic neuropathy. Springer, Berlin, Heidelberg New York
120. Hayreh SS (1977) Optic disc oedema in raised intracranial pressure. Arch Ophthalmol 95:1237–1244
121. Hedges TR, Gegner EW (1975) Ross' syndrome (tonic pupil plus). Br J Ophthalmol 59:387–391
122. Hedin A (1978) Pupillomotor spectral sensitivity in normals and colour defectives. Acta ophthalmol [Suppl 137]
123. Hepler RS (1977) Adie's tonic pupil. Trans Am Acad Ophthalmol Otolaryngol 83:843–846
124. Hepler RS, Frank IM, Ungerleider J Th (1972) Pupillary constriction after marihuana smoking. Am J Ophthalmol 74:1185–1190
125. Herxheimer A (1958) A comparison of some atropine-like drugs in man, with particular reference to their end-organ specifity. Br J Pharmacol 13:184–192
126. Hess C von (1915) Das Differential-Pupilloskop. Arch Augenheilkd 80:213–228
127. Hess C von (1929) Pupille. In: Bethe et al (Hrsg) Handbuch der normalen und der pathologischen Physiologie. Receptionsorgane II. Springer, Berlin
128. Hornung J (1966) Über die Bewegungen der menschlichen Pupille nach einer sprungartigen Änderung der Reizlichtintensität. Pflügers Arch Ges Physiol 287:29–40
129. Hunt WE, Meagher JN, Gefever HE, Freman W (1961) Painful ophthalmoplegia, its relation to indolent inflammation of cavernous sinus. Neurology 11:56–62

130. Ishikawa S, Naito M, Inaba K (1970) A new videopupillography. Ophthalmologica 160:248–259
131. Jammes JL (1980) Fixed dilated pupils in petit mal attacks. Neuro-Ophthalmology 1:155–159
132. Jampel RS (1959) Representation of the near response on the cerebral cortex of the macaque. Am J Ophthalmol 48:573–582
133. Jarett WH (1967) Horner's syndrome with geniculate zoster. Am J Ophthalmol 63:326–330
134. Jensen W (1976) Die Fernsehbildanalyse. Ein Meßverfahren zur objektiven Perimetrie. Albrecht von Graefes Arch Klin Ophthalmol 201:183–191
135. Johnson FA, Buren HC van (1962) Abstinence syndrome following glutethimide intoxication. JAMA 180:1024–1027
136. Keltner JL, Swisher CN, Gay AJ (1975) Myotonic pupils in Charcot-Marie-Tooth disease. Arch Ophthalmol 93:1141–1148
137. Kern R (1970) Die adrenergischen Rezeptoren der intraoculären Muskeln des Menschen. Albrecht von Graefes Arch Klin Ophthalmol 180:231–248
138. Kerr FW, Hollowell OW (1964) Location of pupillomotor and accommodation fibers in the oculomotor nerve: Experimental observation on paralytic mydriasis. J Neurol Neurosurg Psychiatry 27:473–481
139. Kestenbaum A (1946) Clinical methods of neuro-ophthalmological examination. Grune & Stratton, New York
140. Koerner F, Teuber H-L (1973) Visual field defects of the missile injuries to the geniculo-striate pathways in man. Exp Brain Res 18:88–113
141. Kumnick LS (1956) Aging and the latency and duration of pupil constriction in response to light and sound stimuli. J Gerontol 11:391–396
142. Kyrieleis W (1951) Pupillotonie und Adie-Syndrom. Marhold, Berlin
143. Laties AM, Jacobowitz D (1966) A histochemical study of the adrenergic and cholinergic innervation of the anterior segment of the rabbit eye. Invest Ophthalmol 3:592–600
144. Lauber H (1973) Die Wirkung von Psychopharmaka auf die menschliche Pupille. In: Dodt E, Schrader KE (Hrsg) Die normale und die gestörte Pupillenbewegung. Bergmann, München
145. Leinhos R (1959) Die Altersabhängigkeit des Augenpupillendurchmessers. Optik 16:669–671
146. Lemmingson W, Riethe P (1958) Beobachtungen bei Dysgenesis mesodermalis corneae et iridis in Kombination mit Oligodontie. Klin Monatsbl Augenheilkd 133:887–891
147. Levatin P (1959) Pupillary escape in disease of the retina or optic nerve. Arch Ophthalmol 62:768–779
148. Levin M (1960) Eye disturbances in bromide intoxication. Am J Ophthalmol 50:478–483
149. Liempt JAM van, Vriend JA de (1940) Pupillenmessungen bei monochromatischem Licht. Physica 7:961–969

150. Loewenfeld IE (1958) Mechanisms of reflex dilatation of the pupil. Doc Ophthalmol 12:185–448
151. Loewenfeld IE (1973) Supra-spinale Hemmung. Mechanismus und geschichtliche Entwicklung. In: Dodt E, Schrader KE (Hrsg) Die normale und die gestörte Pupillenbewegung. Bergmann, München
152. Loewenfeld IE (1977) "Simple central" anisocoria: A common condition, seldom recognized. Trans Am Acad Ophthalmol Otolaryngol 83:832–839
153. Loewenfeld IE (1979) Pupillary changes related to age. In: Thompson HS (ed) Topics in neuro-ophthalmology. Wiliam & Wilkins, Baltimore
154. Loewenfeld IE, Thompson HS (1967) The tonic pupil: a re-evaluation. Am Ophthalmol 63:46–87
155. Lowenstein O (1927) Über die sogenannte paradoxe Lichtreaktion der Pupille. Monatsschr Psychiatr Neurol 66:148–167
156. Lowenstein O (1954) Clinical pupillary symptoms in lesion of the optic nerve, optic chiasm and optic tract. Arch Ophthalmol 52:385–403
157. Lowenstein O, Feinberg R, Loewenfeld IE (1963) Pupillary movements during acute and chronic fatigue: A new test for the objective evaluation of tiredness. Invest Ophthalmol 2:138–157
158. Lowenstein O, Friedman ED (1942) Pupillographic studies. I. The present state of pupillography its method and diagnostic significance. Arch Ophthalmol (NY) 27:969–993
159. Lowenstein O, Kawabata H, Loewenfeld IE (1964) The pupil as indicator of retinal activity. Am J Ophthalmol 57:569–596
160. Lowenstein O, Loewenfeld IE (1950) Role of sympathetic and parasympathetic system in reflex dilatation of the pupil. Arch Neurol Psychiatry (Chicago) 64:313–340
161. Lowenstein O, Loewenfeld IE (1950) Mutual role of sympathetic and parasympathetic in shaping of the pupillary reflex to light. Arch Neurol Psychiatry (Chicago) 64:341–377
162. Lowenstein O, Loewenfeld IE (1959) Scotopic and photopic thresholds of the pupillary light reflex in normal man. Am J Ophthalmol 48:87–98
163. Lowenstein O, Loewenfeld IE (1958) Electronic pupillography. A new instrument and some clinical applications. Arch Ophtahlmol 59:352–363
164. Lowenstein O, Westphal A (1933) Experimentelle und Klinische Studien zur Physiologie und Pathologie der Pupillenbewegungen. Karger, Berlin
165. Lubech MJ (1971) Effects of drugs on ocular muscles. Int Ophthalmol Clin 11(2):35–62
166. Luckiesh M, Moos FK (1934) Area and brigtness of stimulus related to the pupillary light reflex. J Opt Soc Am 24:130–134
167. Lucy DD, Allen MW van, Thompson HS (1967) Holms-Adie syndrome with segmental hypohidrosis. Neurology 17:763–769

168. Machemer H (1933) Eine kinematographische Methode zur Pupillenmessung und Registrierung der Irisbewegung. Klin Monatsbl Augenheilkd 19:302–316
169. Magoun HW, Atlas D, Hare WK, Ranson SW (1936) The afferent path of the pupillary light reflex in the monkey. Brain 59:234–249
170. Marg E, Morgan MW Jr (1949) The pupillary near reflex. The relation of pupillary diameter to accommodation and various components of convergence. Am J Optom Physiol Opt 26:183–189
171. Marg E, Morgan MW (1950) Further investigation of the pupillary near reflex. Am J Optom Physiol Opt 27:217–225
172. Martin NR (1967) Opioid antagonists. Pharmacol Rev 19:463–506
173. Matthes K (1941) Über die Registrierung von Bewegungsvorgängen mit dem lichtelektrischen Reflexionsmesser. Klin Wochenschr 20:295–297
174. McCrary JA (1977) Light reflex anatomy and the afferent pupil defect. Trans Am Acad Ophthalmol Otolaryngol 83:820–826
175. McKissock W, Richardson A, Bloom WH (1960) Subdural haematoma. Lancet 1:1365–1369
176. McKissock W, Taylor JC, Bloom WH, Till K (1960) Extradural haematoma. Lancet 2:167–172
177. McNealy DE, Plum F (1962) Brainstem dysfunction with supratentorial mass lesions. Arch Neurol 7:10–32
178. Mertz M, Roggenkämper P (1973) Ein bildanaltisches Verfahren zur Messung der Pupillengröße. In: Dodt E, Schrader KE (Hrsg) Die normale und die gestörte Pupillenbewegung. Bergmann, München
179. Meyer BC (1947) Incidence of anisocoria and difference in size of palpebral fissures in 500 normal subjects. Arch Neurol Psychiatry (Chicago) 57:464–468
180. Mifka P (1968) Die Augensymptomatik bei den frischen Schädel-Hirnverletzungen. de Gruyter, Berlin
181. Miller RW, Fraumeni JF Jr, Manning MD (1964) Association of Wilm's tumor with aniridia, hemihypertrophy and other congenital malformations. N Engl J Med 270:922–927
182. Miller SD, Thompson HS (1978) Pupil cycle time in optic neuritis. Am J Ophthalmol 85:635–642
183. Moeschling S (1964) Klinik und Therapie der Vergiftungen. Thieme, Stuttgart
184. Montgomery J (1959) Two cases of ophthalmoplegia due to berg adder bite. Cent Afr J Med 5:173
185. Moses RA (1970) Adler's physiology of the eye. Mosby, St. Louis
186. Müller-Jensen A (1978) Untersuchung zur Pupillen-Lichtreflex-Dynamik mittels Infrarot-Reflexpupillographie. Fortschr Med 96:27–31
187. Müller-Jensen A, Hagenah R (1976) Untersuchungen zur Variabilität des phasischen Pupillenlichtreflexes. J Neurol 212:123–132
188. Müller-Jensen A, Hagenah R (1978) Simultaneous recording of pupillary hippus and EEG. J Neurol 217:213–218
189. Müller-Jensen A, Hagenah R, Igloffstein J (1976) Paradoxe Lichtreaktion der Pupille. J Neurol 212:101–106

190. Müller-Jensen A, Hellner KA (1977) Die Bedeutung hemianopischer Pupillenlichtreaktion für die Beurteilung der homonymen Hemianopsie. Zentralbl Ges Neurol Psychiatrie 218:282
191. Müller-Jensen K, Albert HH von, Rossi U (1966) Paradoxe Pupillenreaktion nach operativem Eingriff im Bereich der Fissura orbitalis cerebralis. Klin Monatsbl Augenheilkd 149:50–57
192. Naumann GOH (1980) Pathologie des Auges. Springer, Berlin Heidelberg New York
193. Pant SS, Benton JW, Dodge PR (1966) Unilateral pupillary dilatation during and immediately following seizures. Neurology (Minneap) 16:837–840
194. Patel H, Crichton JU (1968) Neurological hazards of diphenylhydantoin in childhood. J Pediatr 73:676–684
195. Payne JW, Adamkiewicz J Jr (1969) Unilateral internal ophthalmoplegia with intracranial aneurysm. Am J Ophthalmol 68:349–352
196. Pelêska M (1958) A pupillograph based on an infrared light convertor. Csl Ophthalmol 14:399–410
197. Petajan JH, Danforth RC, D'Allesio DD, Lucas GL (1965) Progressive sudomotor denervation and Adie's syndrome. Neurology 15:172–175
198. Petersen P (1956) Die Pupillographie und das Pupillogramm. Eine methodologische Studie. Acta Physiol Scand [Suppl] 37:125
199. Pevehouse BC, Bloom WH, McKissock W (1960) Ophthalmologic aspects of diagnosis and localisation of subdural hematoma: An analysis of 389 cases and review of the literature. Neurology 10:1037–1041
200. Ranson SW, Magoun HW (1933) The central path of the pupilloconstrictor reflex in response to light. Arch Neurol Psychiatry (Chicago) 30:1193–1204
201. Rauber-Kopsch (1940) Lehrbuch und Atlas der Anatomie des Menschen, Bd III. Thieme, Leipzig
202. Redslob E (1953) Le dilatateur de la pupille. Ann Ocul 186:289–311
203. Reeves P (1918) Rate of pupillary dilatation and contraction. Psychol Rev 25:330–340
204. Reid HA (1968) Snakebite in the tropics. Br Med J 3:359–362
205. Renard G (1947) La synergie pupillaire á la convergence. Rev Otoneuroophthalmol 19:240–242
206. Reuther R, Alexandridis E, Krastel H (1981) Pupillenreflexstörungen bei Infarkten der Arteria cerebri posterior. I. Pupillometrischer Nachweis. Arch Psychiatr Nervenkr 229:249–257
207. Reuther R, Krastel H, Alexandridis E (1981) Pupillenstörungen bei Infarkten der Arteria cerebri posterior. II. Pupillometrischer Nachweis von Parazentralskotomen. Arch Psychiatr Nervenkr 229:259–266
208. Richardson KC (1964) The fine structure of the albino rabbit iris with special reference to the identification of adrenergic and cholinergic nerves and nerve endings in its instrinsic muscles. Am J Anat 114:173–205

209. Ridley H (1944) Snake venom ophthalmia. Br J Ophthalmol 28:568
210. Rieger H (1973) Zur Ätiologie der Pupillotonie. In: Dodt E, Schrader KE (Hrsg) Die normale und die gestörte Pupillenbewegung. Bergmann, München
211. Riley FC, Moyer NJ (1970) Experimental Horner's syndrome. A pupillographic evaluation of guanethidine-induced adrenergic blockade in humans. Am J Ophthalmol 69:442–447
212. Rohen JW (1951) Der Bau der Regenbogenhaut beim Menschen und einigen Säugern. Morphol Jahrb 91:140–181
213. Rohen JW (1964) Das Auge und seine Hilfsorgane. In: Bargmann W (Hrsg) Handbuch der mikroskopischen Anatomie des Menschen, B III/4. Springer, Berlin Göttingen Heidelberg New York
214. Ross AT (1958) Progressive selective sudomotor denervation. Neurology (Minneap) 8:809–811
215. Rother P, Leutert G (1966) Über den Alterswandel der menschlichen Iris. Albrecht von Graefes Arch Klin Ophthalmol 170:323–331
216. Ruprecht KW, Naumann GOH (1978) Aniridie und Wilms-Tumor. Ber Dtsch Ophthalmol Ges 75:588–590
217. Sachsenweger R (1977) Neuroophthalmologie. Thieme, Stuttgart
218. Safran AB, Walser A, Roth A, Gauthier G (1981) Influence of central depressant drugs on pupil funktion: An evaluation with the pupils cycle induction test. Ophthalmologica 183:214–219
219. Saladin JJ (1978) Television pupillometry via digital time processing. Invest Ophthalmol 17:702–705
220. Sander E (1929) Über quantitative Messung der Pupillenreaktion und einen in der Praxis hierfür geeigneten einfachen Apparat. Klin Monatsbl Augenheilkd 83:318–322
221. Sattler CH (1932) Augenveränderungen bei Intoxikationen. In: Kurzes Handbuch der Ophthalmologie, B 7. Springer, Berlin
222. Schäfer WD, Leinwand B (1973) Die Bedeutung des Cocain-Adrenalin-Testes beim Hornerschen Symptomenkomplex. In: Dodt E, Schrader KE (Hrsg) Die normale und die gestörte Pupillenbewegung. Bergmann, München
223. Schäfer WD, Richter G (1972) Die Bedeutung des Mecholyl-Testes für die Diagnose der Pupillotonie. Ber Dtsch Ophthalmol Ges 71:554–557
224. Schaeppi U, Koella WP (1964) Innervation of cat iris dilator. Am J Physiol 207:1411–1416
225. Schirmer O (1897) Untersuchungen zur Pathologie der Pupillenweite und der centripetalen Pupillarfasern. Albrecht von Graefes Arch Klin Ophthalmol 44:358–403
226. Schlesinger E (1913) Über den Stellenwert der Pupillenreaktion und die Ausdehnung der pupillomotorischen Bezirke der Retina. Untersuchungen aufgrund einer neuen Methodik. Dtsch Med Wochenschr 31:163–166
227. Schrader KE (1969) Schädigungen des vorderen Augenabschnittes durch Medikamente. Ophthalmologica 158:218–231

228. Schweitzer H (1952) Tödliche Saponinvergiftung durch Genuß von Roßkastanien. Med Klinik 683–685
229. Schweitzer NMJ (1956) Treshold measurements on the light reflex of the pupil in the dark adapted eye. Doc Ophthalmol 10:1–78
230. Simon RD (1963) Parathion poisoning. A case report. Am J Dis Child 105:527
231. Smagghe G (1967) Incidents oculaires par la tetramethylbutane-diamine. Arch Mal Prof 28:457–459
232. Smith SA, Smith SE (1980) Contraction anisocoria: nasal versus temporal illumination. Br J Ophthalmol 64:933–934
233. Slooter J, Norren D van (1980) Visual acuity measured with pupil responses to checkerboard stimuli. Invest Ophthalmol Visual Sci 19:105–108
234. Sondermann R (1934) Beitrag zur Kenntnis der Irisentwicklung. Albrecht von Graefes Arch Klin Ophthalmol 133:67–74
235. Spiers ASD, Calne OB, Fayers PM (1970) Miosis during L-dopa therapy. Br Med J 2:639–640
236. Spring KH, Stiles WS (1948) Variation of pupil size with change in the angle at which the light stimulus strikes the retina. Br J Ophthalmol 32:340–346
237. Staflova J (1969) A comparative study of the adrenergic innervation of the iris and ciliary structures in 18 species in phylogenesis. J Morphol 128:387–401
238. Stark L (1959) Stability, oscillation and noise in the human pupil servomechanism. Proc IRE 47:1925–1939
239. Stark L, Shermann PM (1957) A servoanalytic study of consensual pupil reflex to light. J Neurophysiol 20:17–26
240. Stegemann J (1961) Regelungsvorgänge am Auge. Beihefte zur Zeitschrift „Regelungstechnik". Regelungsvorgänge in lebenden Wesen. München
241. Sunderland S (1958) The tentorial notch and complications produced by herniations of the brain through that aperture. Br J Surg 45:422–438
242. Sunderland S, Hughes ESR (1946) The pupilloconstrictor pathway and the nerves to the ocular muscles in man. Brain 69:301–309
243. Teping C, Krastel H, Gärtner RL (1981) Kortikale und pupillomotorische Antworten auf Umkehrreize. Ber Dtsch Ophthalmol Ges 78:735–739
244. Thompson HS (1966) Afferent pupillary defects. Am J Ophthalmol 62:860–873
245. Thompson HS, Menscher JH (1971) Adrenergic mydriasis in Horner's syndrome. Hydroxyamphetamine test for diagnosis of postganglionic defects. Am J Ophthalmol 72:472–480
246. Thompson HS, Bourgon P, Allen MW van (1979) The tendon reflexes in Adie's syndrom. In: Thompson HS (ed) Neuro-ophthalmology. Williams & Wilkins, Baltimore
247. Thompson HS, Allen MW van, Noorden GK von (1964) The pupil in myotonic dystrophy. Invest Ophthalmol 3:325–338

248. Trendelenburg W (1920) Ein einfacher Apparat zur genauen Messung des Augenabstandes, der Pupillenweite, der Hornhaut und des Exophthalmus. Klin Monatsbl Augenheilkd 65:527–535
249. Tolle R, Pornsen N (1969) Thymoleptic mydriasis in the course of treatment. Int Pharmacopsychiatry 2:86–98
250. Trier HG (1977) Arzneimittelnebenwirkungen auf Refraktion und Akkommodation. In: Hockwin O, Koch HR (Hrsg) Arzneimittelnebenwirkungen am Auge. Fischer, Stuttgart
251. Uhthoff W, Metzger E (1931) Die Sehgifte und die pharmakologische Beeinflussung des Sehens. Handb Norm Pathol Physiol 12: 812–833
252. Ukai K, Higashi JT, Ishikawa S (1980) Edge-light pupil oscillation of optic neuritis. Neuro-Ophthalmology 1:33–43
253. Ullman EV, Mossman FD (1950) Glaucoma and orally administered Belladona. Am J Ophthalmol 33:757–762
254. Van de Kraats J, Smith EP, Slooter JA (1977) Objective measurements by the pupil balance method. Doc Ophthalmol 14:213–219
255. Waardenburg PJ (1954) Die Struktur der menschlichen Iris. Z Morphol Anthropol 46:30–46
256. Wagner R (1954) Probleme und Beispiele biologischer Regelung. Stuttgart
257. Walsh FB, Hoyt WF (1969) Clinical neuro-ophthalmology, 3rd edn, vol I and III. Williams & Wilkins, Baltimore
258. Warwick R (1954) The ocular parasympathetic nerve supply and its mesencephalic sources. J Anat 88:71–93
259. Weinstein JM, Gilder JCV, Thompson HS (1980) Pupil cycle time in optic nerve compressions. Am J Ophthalmol 89:263–267
260. Weintraub MJ, Gaasterland D, Woert MH van (1970) Pupillary effects of levodopa therapy. Development of anisocoria in latent Horner's syndrome. N Engl J Med 283:120–123
261. Wernicke G (1883) Über hemianopische Pupillenreaktion. Fortschr Med 1:49–53
262. Wieland T (1968) Poisonous principles of mushrooms of the genus Amanita. Science 159:946–952
263. Wyatt HJ, Musselman JF (1981) Pupillary light reflex in humans: Evidence for an unbalanced pathway from nasal retina, and for signal cancellation in brainstem. Vision Res 21:513–525
264. Yahr MD, Duvoisin RC, Schear MJ, Barett RE, Hoehm MM (1969) Treatment of parkinsonism with levodopa. Arch Neurol 21:343–354
265. Yamazaki A, Ishikawa S (1976) Abnormal pupillary responses in myasthenia gravis. Br J Ophthalmol 60:575–580
266. Yanoff M, Fine Bs (1975) Ocular pathology. Harper & Row, Hagerstown
267. Yoss RE, Moyer NJ, Hollenhorst RW (1978) Pupil size and spontaneous pupillary waves associated with alertness drowsiness and sleep. Neurology 20:545–554
268. Young RSL, Alpern M (1980) Pupil responses to foveal exchange of monochromatic lights. J Opt Soc Am 70:697–706

Sachverzeichnis

Abbildungsmaßstab, Pupille 10
absolute Pupillenstarre 55
Achromatopsie 28
Adie-Syndrom 58
Adrenalin s. Epinephrin
Adrenalin-Test 66
Adrenergika 9, 11
adrenergische Innervation 21
Aesculus Hippocastanum s. Roßkastanie
Akkommodation-Konvergenz-Synkinese 8, 20, 61, 64
Alkoholismus 54
Amanita Muscaria 75
amaurotische Pupillenstarre 46, 50
Ambutoniumbromid 71
Amitriptylin 71
Amphetamin 72
Amplitude, Pupillogramm 31
Amprotropin 71
Aneurisma, A. comm. posterior 56
Aniridie
    kongenitale 39
    traumatische 44
Anisokorie 9, 55, 59, 60, 64, 77
    einfache, zentrale 10
Antiadrenergika 12
Antidepressiva 71
Antihistaminika 72
Antiparkinsonmittel 71
Argyll-Robertson-Pupille 8, 54, 64, 72
Aron maculatum s. Aronstab
Aronstab 73
Arteriosklerose 54
Atropa belladona s. Tollkirsche
Atropin 14, 71
Axonschädigung 46
Azetylcholin 13

Barbiturate 51, 76
Belladona-Alkaloide 71
Benzodiazepine 51
Benztropin 71
Biperiden 71
Bittersüß 73
Bleivergiftung 74
Botulismus 72
Bromide 77

Caramiphen 71
Carbachol 13, 63
Chininintoxikation 72
Chloralhydrat 77
Chlorphenoxamin 71
Chlorpromazin 77
Cholinergika 12
Cholinesterasehemmer 13, 75
Cluster headaches s. Histaminkopfschmerzen
Codein 74
Cyclazocin 75
Cyclopentolat 14
Cycrimin 71

DDT 74
Demecariumbromid 13
Denervierungs-Überempfindlichkeit 61
Dexamphetamin 72
DFP 13
Diabetes 54, 57
Differentialpupillometer 26
Dilatation 4
    maximale 9
Dilatator 3, 11
Dilatatorparese 21
Diphemanil 71
Dunkeladaptation 18, 32

Ectropium uveae 44
Einbeere 75
Eintrittspupille 10
Emetin 72
entoptische Methoden 26
Ephedrin 12
Epilepsie 68
Epinephrin 11
Eserin s. Physostigmin
Ethybenzatropin 71

Farbsinnstörungen 33
Fenfluramin 72
fernsehbildanalytisches Pupillometer 30, 33
Flächenbewegung der Iris 3

Ganglienblocker 72
Ganglionitis ciliaris acuta 58
Gipfelzeit im Pupillogramm 31
Glutethimid 77
Glycopyrrolat 71
Guanetidin 12

Haabsche Leiste 26
Hämatome
  epidurale 56
  subdurale 56
Hämianopsie, homonyme 47
Heroin 75
Herpes zoster 60
Heterochromie der Iris 60
Hippus 67, 76
Hirnerkrankungen, degenerative 54
Hirnlues 67
Histaminkopfschmerzen 60
Homatropin 14
Horner-Syndrom 59, 65, 71, 77
Hydroxyamphetamin 12
Hydroxyamphetamin-Test 66
Hyperkinese, extrapyramidale 67
Hypnotika 76

Imipramin 71
Intoxikationen 69
Iridodialyse 42
Irisatrophie, essentielle 41

Iriskolobome 39
Iriskontraktion 3
  maximale 9, 31
Iristumoren 44
IR-Reflexpupillographie 28, 33
Ismelin s. Guanetidin
Isokorie 45, 48
Isopropamid 71

Kohlenmonoxyd 73
Kokain 11
Kokain-Pilocarpin-Test 63
Kokain-Test 65
Koma 57
Korektopie 39
kortiko-prätektale Verbindungen 7
Kymographie 28

Marcus-Gunn-Phänomen 48
Marihuana 75
Mecholyl 13
Mecholyl-Test 63
Meningitis 67
  basale 56
Meprobamat 71, 77
Meta-Systox 76
Metcaraphen 71
Methadon 75
Methantelin 71
Methixen 71
Mikrokorie 39
Mintacol 13
Miosis
  Intoxikation 69, 74
  kongenitale 39
  paralytische 59
Morphin 75
multiple Sklerose 54, 67
Muskelatrophie Charcot-Marie-Tooth 58
Myasthenia gravis 59, 67
Mydriasis 9
  Intoxikation 69, 76
Mydriaticum Roche s. Tropicamid
mydriatische starre Pupille 56, 68
myotonische Dystrophie 54

Sachverzeichnis

Nachtblindheit 33, 68
Nachtschatten 73
Naheinstellungsreflex 7
Nalorphin 75
Naloxone 75
Neostigmin 75
Neosynephrin s. Phenylephrin
Nervengase 76
Netzhauterkrankungen 45
Neurosyphillis 67
Noradrenalin 11
Nortriptylin 71

Objektive Perimetrie 34
Ogushische Krankheit 17
Okulomotoriuskompressionen 57
Okzipitalhirnverletzungen 48
Okzipitalinfarkte 48
Ophthalmoplegie
　interne 56, 58
　totale 72, 74
Opiate 74
Optikopathie, ischämische 46
Optikusatrophie 46
Optikuskompression 51
Optikusneuritis 51
Orbikularisphänomen 22
Orphenadrin 71
Oszillationsperiode der Pupille 50
Ovulationshemmer 77
Oxyphencyclimin 71
Oxyphenonium 71

Panterpilz 73
Papillitis 46, 50
paradoxe Pupillenreaktion 68
Paraldehyd 77
Parasympathikusstörung 61
parasympathische Innervation 44
Parathion (E-605) 76
Paredrine s. Hydroxyamphetamin
Parinaud-Syndrom 53
Paris quadrifolia s. Einbeere
Pecazin 71
Pentazocin 75
Pentylentetrazol 72
periodische Pupillenstörungen 67
Pethidin 75

Phenmetrazin 72
Phenylephrin 11
Phenytoin 72
Physostigmin 13, 75
Pilocarpin 13
Pilocarpin-Test 61
Pineal-Tumor 53
Primidon 77
Procyclidin 71
Profenamin 71
progressive Paralyse 67
Protriptylin 71
Pupil Cycle Time s. Oszillationsperiode
Pupille
　Erweiterungszeit 31
　beim Lidschluß 20
　bei Umkehrreizen 7
　Verengerungszeit 31
Pupillenbahnen
　afferente 6, 45
　efferente 4, 55
Pupillenlichtreflex
　konsensueller 16
　phasischer 18, 26, 45, 69, 71
　tonischer 16, 69
　Zentren 20
Pupillenoszillationen 15, 51
　Frequenz 16
Pupillen-Perimeter 26
Pupillenstarre, hämianopische 47
Pupillenweite, scheinbare s. Eintrittspupille
Pupillenweite, Variationen 9
Pupillogramm 30
pupillographische Perimetrie 34
pupillomotorische Erregbarkeit 33
pupillomotorische Schwelle 31, 33
Pupillotonie 57, 72
Pyridostygmin 75

Rauschbeere 73
Reader-Syndrom 60
Reflexerweiterung der Pupille 21
Regelkreis der Pupillomotorik 15, 48
Registrierungsprinzip, photographisches 27

Retinopathia pigmentosa 19, 33
retrobulbäre Neuritis 46, 50, 52
Rieger-Syndrom 41
Ross-Syndrom 58
Roßkastanie 73

Schädel-Hirnverletzungen 57
Schlangenbiß 74
Schlangenkraut 73
Scopolamin 14
Sedativa 76
Sehrindenverletzungen 48
Sehschärfe, optimale 17
Sektoriridektomie 3
Sinus-cavernosus-Läsionen 57
Skorpiongift 76
Solanum dulcanara s. Bittersüß
Solanum negrum s. Nachtschatten
Spasmolytika 70
spastisch-miotische Pupille 54
Spektralempfindlichkeit 19, 32
Sphinkter 3, 11
Sphinkteratrophie 42
Sphinkterrisse 42
Sphinkterstörung, kongenitale 59, 61
springende Pupille 67
Stäbchenmonochromasie 17, 33
Stauungspapille 50
supranukleäre Hemmung 4, 21, 54, 68
   asymmetrische 10
supranukleäre Verbindungen 20
Swinging-Flashlight-Test 50

Sympatikusreizung 60
sympatische Innervation 5
Synechien 44
Synkinese der Pupille 7

Tabes 64
TEPP 75
Tetramethyl-Butanediamin 74
Tollkirsche 73
Tosmilen s. Demecariumbromid
Tractus praetecto-oculomotorius 45, 53
Traktusunterbrechung 47
Tranquilizer 71, 77
transtentoriale Hernien 56
Trihexylphenidyl 71
Tropicamid 14
Tyramin 11

Vaccinium uliginosum s. Rauschbeere
Vierhügel-Tumoren 53, 63, 67
visuelle Assoziationsfelder 20

Wilms-Tumor 41
Wolfsmilch 73

Xeroderma pigmentosum 41

Zentralskotom 50
Zerebellarataxie 77
Zerebralinfarkte 56
ZNS-stimulierende Substanzen 72

Springer Ophthalmologie

Eine Auswahl

G. O. H. Naumann
Pathologie des Auges
Unter Mitarbeit von D. J. Apple sowie weiteren Mitarbeitern
1980. 546 Abbildungen in 1003 Einzeldarstellungen, davon 115 zweifarbige schematische Skizzen, 1 Farbtafel, 188 differentialdiagnostische Tabellen. XLIX, 994 Seiten. (Spezielle pathologische Anatomie, Band 12)
Gebunden DM 680,–
Subskriptionspreis (gültig bei Abnahme des Gesamtwerks)
Gebunden DM 544,–
ISBN 3-540-09209-9

W. Leydhecker
Glaukom
Ein Handbuch
2., völlig neu bearbeitete Auflage. 1973. 36 Abbildungen. XXVI, 868 Seiten
Gebunden DM 358,–
ISBN 3-540-06346-3

W. Leydhecker
Manual der Tonographie für die Praxis
1977. 84 Abbildungen, 4 Tabellen, 2 Ausklapptafeln. VII, 115 Seiten (Kliniktaschenbücher)
DM 22,80
ISBN 3-540-08093-7

W. Leydhecker
Augenheilkunde
Mit einem Repetitorium und einer Sammlung von Examensfragen für Studenten
21., in allen Teilen überarbeitete Auflage. 1982. 313 zum Teil farbige Abbildungen in Einzeldarstellungen. Etwa 340 Seiten
ISBN 3-540-11638-9
In Vorbereitung

W. Leydhecker
Die Glaukome in der Praxis
Ein Leitfaden
3., völlig neubearbeitete Auflage. 1979. 64 Abbildungen, 6 Tabellen.
XII, 216 Seiten. (Kliniktaschenbücher)
DM 21,–
ISBN 3-540-09184-X

G. Eisner
Augenchirurgie
Einführung in die operative Technik
Einleitung: P. Niesel
Zeichnungen: P. Schneider
1978. 343 Abbildungen. XII, 184 Seiten
Gebunden DM 132,–
ISBN 3-540-08371-5

Therapie in der Augenheilkunde
Herausgeber: H. Pau
Unter Mitarbeit zahlreicher Fachwissenschaftler
1977. 3 Abbildungen, 9 Tabellen.
XIX, 279 Seiten
Gebunden DM 68,–
ISBN 3-540-08320-0

Springer-Verlag Berlin Heidelberg New York

*Der neue MUMENTHALER –
Erstmalige didaktische Darstellung der
wichtigsten Befunde in der klinischen Neurologie*

M. Mumenthaler

Didaktischer Atlas der klinischen Neurologie

1982. 365 Abbildungen. X, 139 Seiten
Gebunden DM 118,–
ISBN 3-540-11279-0

Die diagnostische Beurteilung eines Patienten stützt sich einerseits auf die Anamnese, andererseits aber auf die Befunde. Der erste Befund ist immer der einfache Aspekt, der bei ruhiger und sorgfältiger Beobachtung des Patienten auffällt. Dieser wird dem Erfahrenen oft wichtige Hinweise geben oder gar schon eine Diagnose erlauben.

Derartige typische oder gar pathognomonische Aspekte sind in der medizinischen Literatur reichlich dargestellt, meist jedoch verstreut in verschiedensten Publikationen.

Der vorliegende, nach didaktischen Gesichtspunkten aufgebaute Atlas bietet eine umfassende Sammlung der wichtigsten Befunde in der klinischen Neurologie. Sorgsam wird die Beobachtungsgabe des Lesers an einprägsamen Kasuistiken geschult. Durch eine Wechselwirkung von Bild und textlicher Information, durch die Formulierung von Fragen, wird ein Maximum an optischen Eindrücken vermittelt und die Eigeninitiative des Beobachters gefördert. Zwar werden gute Kenntnisse der klinischen Neurologie das Deuten der Befunde erleichtern, aber durch erklärende und hinweisende Kommentare wird auch der klinische Anfänger einen Zugang zur Diagnose erhalten.

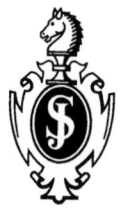

Springer-Verlag
Berlin
Heidelberg
New York

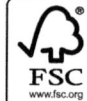

MIX
Papier aus verantwortungsvollen Quellen
Paper from responsible sources
FSC® C105338

If you have any concerns about our products,
you can contact us on
ProductSafety@springernature.com

In case Publisher is established outside the EU,
the EU authorized representative is:
Springer Nature Customer Service Center GmbH
Europaplatz 3, 69115 Heidelberg, Germany

Printed by Libri Plureos GmbH
in Hamburg, Germany